Internet +
Healthcare

互联网+医疗

移动互联网时代的
医疗健康革命

文丹枫　韦绍锋◎著

中国经济出版社
CHINA ECONOMIC PUBLISHING HOUSE
北京

图书在版编目（CIP）数据

互联网＋医疗：移动互联网时代的医疗健康革命/文丹枫，韦绍锋著.
北京：中国经济出版社，2015.7（2022.7 重印）
（"互联网＋"行业落地系列/王景主编）
ISBN 978 – 7 – 5136 – 3860 – 9

Ⅰ.①互… Ⅱ.①文… ②韦… Ⅲ.①互联网络—应用—医疗保健事业—研究—中国
Ⅳ.①R199.2 – 39

中国版本图书馆 CIP 数据核字（2015）第 146409 号

策划编辑　牛慧珍
责任编辑　贾轶杰
责任审读　贺　静
责任印制　马小宾
封面设计　久品轩

出版发行　中国经济出版社
印 刷 者　北京富泰印刷有限责任公司
经 销 者　各地新华书店
开　　本　710mm×1000mm　1/16
印　　张　16
字　　数　206 千字
版　　次　2015 年 7 月第 1 版
印　　次　2022 年 7 月第 7 次
定　　价　48.00 元

广告经营许可证　京西工商广字第 8179 号

中国经济出版社 网址 www.economyph.com 社址 北京市东城区安定门外大街 58 号 邮编 100011
本版图书如存在印装质量问题，请与本社销售中心联系调换（联系电话：010 – 57512564）

由于医疗问题与人们的生活质量密切相关，因此一直以来都是民生关注的热点。尤其近几年，医患矛盾频发，医疗改革更是被提到了前所未有的高度。当医疗问题难以通过政策的推进来快速解决的时候，科技的发展却给医疗健康领域带来了一场革命。

随着大数据、云计算、物联网等技术的发展，医疗健康问题的处理变得越来越智能化。位于德国柏林的夫朗禾费研究所，自 1949 年成立以来就以其技术和应用类的研究而闻名，而一套应用系统的推出，更是让夫朗禾费研究所备受世界医疗界的关注。

这套名为 MyRehab 的应用系统共由三部分组成：一条内置感应装置的胸带、一台视频设备和一部摄像机。病人使用的时候不仅可以按照系统的指导进行康复训练，而且可以在联网的状态下与医生进行实时交流。

在近几年的诸多医疗新成果中，MyRehab 只是其中之一，而这样的应用成果，让我们有理由相信医疗健康数字化的进程将越来越快，医疗健康领域将成为互联网革命的新阵地。在不久的将来，病人在家完成全部诊疗过程将不再是美好的奢望。

◆ 与医疗健康相关的应用不断推陈出新

2015 年 3 月 10 日，苹果公司万众期待的新品发布会上，除了

Macbook 和 Apple Watch 如期赴约外，苹果新的医疗研究平台——ResearchKit 也吸引了很多人，尤其是医疗工作者的注意，并被认为有可能成为一款引发医疗变革的产品。

实际上，不管是国内还是国外，互联网巨头早已经纷纷瞄准了互联网医疗领域，并展开了大规模的布局。相关的数据显示：2015 年，美国计划向医疗健康领域的创业公司投资 43.8 亿美元。而中国 2015 年的"两会"政府工作报告中，也明确提到政府会大力支持与互联网相关的行业发展。

目前，纵观全球的互联网医疗市场，各类应用不断推陈出新，除了比较基础的智能眼镜、智能手环外，关于孕妇分娩、癌症治疗等真正的医疗健康领域的应用也不断推陈出新。

◆ 医疗健康应用有望改善医患关系

作为一个个体，我们每个人在一生中都免不了会与医院、医生打交道。在就医的过程中受过冷遇的患者或许也曾渴望过：有一天，就医能像网络购物一样，可以为其打分评价。

事实上，这样的渴望已经开始成为现实。比如：当患者使用春雨掌上医生在线咨询时，不仅可以根据别人的打分和评价选择医生，还可以在咨询结束后根据自己的就医经历进行评价和付款。

不过，互联网医疗新手段在为病人就医带来极大便利的同时，也有可能引起一些问题。比如：谁应该为在线医疗过程中的问题负责？在线医疗是否会让病人陷入烦琐的信息而更加困惑？保险体系是否该为病人的在线医疗埋单？

◆ "患者"角色已经发生变化

实际上，与互联网相关的技术改变的并不仅仅是医疗的手段，互联网时代的"患者"角色也已经发生了变化：他们会在某些疾病的博客群里自发地交流自己遇到的病症及其应对的方法；也会将自己就诊的CT 等图片上传到社交网站中；并在微信等平台组建专门的疾病讨论群……而且，很多就诊的病人会在就医前通过网络查找资料。

为了适应新的"患者"角色，一些企业开始致力于为医生打造更加合适的网络平台。

比如：位于德国吕贝克的 Patientus 公司开发的便是定位为"医生网络办公室"的软件。创始人尼古拉斯·舒尔威茨由于意识到市面上医疗保健视频会议系统的空白，而于 2011 年开始进行研发。其软件与即时通讯软件 Skype 类似，但相对而言更加适用于医生的问诊和病人的咨询。

目前，这款软件采用的是向医生收费的商业模式，医生每月花费 100 欧元，就可以使用其进行网络问诊。虽然收费不低，但由于 Patientus 搭建的虚拟问诊空间与真实的就医空间非常相像，而且免去了患者来回奔波的痛苦，因此十分受患者的欢迎。

◆ 优秀的医疗健康服务必须与互联网携手

互联网的发展，使得数据在医疗健康领域的价值也得到了体现。苹果新的医疗研究平台 ResearchKit 的推出，其主要目的之一就是让医学研究工作者可以更方便地收集数据，并为有需求的患者提供具有针对性的解决方案。

那么，我们就不得不考虑一个问题：基于智能手机、手环、手表等收集到的数据究竟具有多大的价值呢？

目前大部分的可穿戴设备收集的数据通常包括佩戴者的心率、血压、运动量等。诚然，从医学研究的角度来说，此类数据的价值有限。但是，随着科技的进步，可穿戴设备具有的功能将会越来越强大，而且只是带一个手环就可以检测心脏等器官的情况，并将检测的结果实时传送给医生，这对真正有需求的患者来说，实在具有莫大的吸引力。

之所以说优秀的医疗健康服务必须与互联网携手，最主要的原因便是患者有切实的需要。

对比美国、德国等互联网发展较早且对各个行业的渗透率更高的国家，我国互联网医疗行业的发展还处于比较初级的阶段。但这个千亿级别的市场已然吸引了大量互联网巨头、医疗企业和创业者的加入。

　　在这些互联网医疗领域的加入者当中，既有不清楚互联网医疗爆发式增长背后的驱动力者，也有迷茫自己的互联网医疗项目为何失败者；既有探索可穿戴医疗商业模式的互联网企业，也有企图打开在线问诊盈利空间的医疗公司；既有不断摸索移动医疗创业机会的人，也有渴望了解移动医疗成功秘诀的人……"互联网＋"时代，席卷全球的科技医疗革命正在兴起，医疗健康的生态圈正在重构。如果你也是互联网医疗领域的加入者，也有诸如此类的追求或困惑，那么欢迎你跟我一起进入互联网医疗的世界！

CONTENTS
>> > 目录

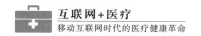

Part 7 可穿戴医疗设备：让智慧医疗与公众健康"无缝对接"

Part 1

"互联网+医疗"重构医疗生态圈

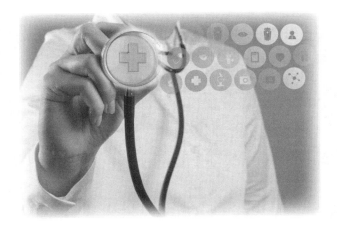

◎ "互联网＋医疗"：颠覆传统的科技医疗革命

互联网与医疗行业的融合产生了互联网医疗，互联网医疗就是把互联网作为技术手段和平台，为用户提供医疗咨询、疾病风险评估、在线疾病咨询、健康指标监测、健康教育、电子健康档案、远程诊断治疗、电子处方和远程康复指导等形式多样的健康管理服务。

可穿戴设备、移动互联网和大数据等新技术的发展和普及正在改变着人们对于医疗的传统认知。以前传统医疗过程中的健康数据监测、采集、咨询和诊断、治疗等环节，如今都可以使用智能可穿戴医疗设备、大数据技术与移动互联网进行连接；患者的相关病情信息不再停留在医疗机构和纸面上，而是可以随时随地地流动、上传和分享，患者就诊也不再限于与医生面对面这一种方式。

传统的医疗机构和医疗器械企业的商业模式正面临着被彻底颠覆的风险，互联网医疗这一新兴领域正成为最热门的投资方向之一，吸引着越来越多的优秀企业参与进来。

◆ 医疗行业正在被颠覆

"颠覆"正成为当下企业界和资本市场的关键词，智能可穿戴设备、大数据、移动互联网等新技术正在快速地改变着各行业的行业生态。在医疗行业，这些新兴技术催生的新商业模式正在颠覆着人们对于医疗行业的传统认知。

可以预见，监测、诊断、护理、治疗、给药等医疗行业的各个细分领域都将进入一个全新的智能化时代，互联网医疗与商业医疗保险行业融合催生的全新的医院、患者、保险的多方共赢商业模式也在蓄势待发。基于医疗大数据平台的诊断与治疗技术正在推动着个性化医疗的快速发展，传统的医疗机构和医疗器械企业的商业模式正面临着被彻底颠覆的风险，"智慧医疗"的时代即将来临。

国内大量有实力的企业正在积极地进军移动医疗、可穿戴医疗设备、大数据医疗等新医疗领域。三诺生物、广东宝莱特等医疗器械公司正在积极地开拓可穿戴医疗设备市场；和佳股份则通过对四川思迅的收购全面进军医疗信息化市场；厦门蒙发利正在积极地推进从传统按摩器械企业到家庭健康管理平台的转型；福瑞股份正在积极地探索应用大数据诊断肝纤维化疾病的前沿技术。

另外，万达信息在以计算机化的病案系统和医疗信息平台为基础，全力构建强大的医疗大数据平台；沈阳奥维通信则在养老服务领域进行着积极的模式创新。

◆ 可穿戴式医疗设备：推动医疗科技新变革

（1）可穿戴设备将改变我们的生活方式

未来的智能可穿戴设备会像现在的智能手机一样，给我们带来全新的生活方式。智能可穿戴设备（Wearable Devices）是把传感器模块、无线通信模块、多媒体技术嵌入人们平时穿戴的手表、手环、眼镜、服装等用品中的智能设备，能够通过合适的佩戴方式测量人体的各项生理指标。

可穿戴设备最有潜力的应用市场就是医疗健康领域。智能可穿戴设备是医生、医院、诊所、医学研究部门、医疗保险公司为患者进行健康数据采集的医疗设备。它具有以下优势：

★ 能帮助医生获得连续的可追踪的患者健康数据，从而提高诊断的实时性和准确性；

★ 能够帮助医生监测病人的治疗过程，对药物的治疗效果进行评估，从而提高疾病的治愈率；

★ 能够对患者的慢性病管理进行远程监控并提供康复指导，让患者的治疗过程更加便利，并降低患者的治疗成本；

★ 能为保险公司和医疗机构的评估和研究活动提供数据支持。

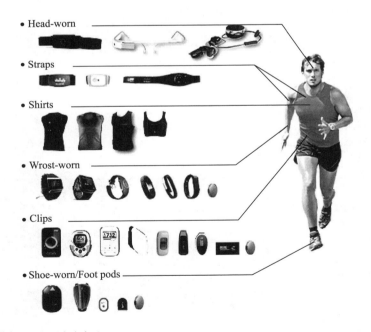

资料来源：电子发烧友网。

图 1-1　可穿戴设备遍布我们的日常生活

例如用户晨跑时，智能鞋子能够记录用户跑步的公里数，并计算出运动过程中的卡路里消耗量；智能眼镜则能拍下沿途的风景；智能蓝牙耳机能够实时监测用户的血氧含量……未来可穿戴技术将会越来越多地进入普通大众的生活，给人们的生活带来颠覆性的变革。

5年前很少有人能够预料到，智能手机将会代替电脑，成为人们畅游网络的必备品；而今天我们可以预见，智能可穿戴设备将会替代智能手机，颠覆人们的生活方式，成为未来十年最具潜力的投资方向。

可穿戴设备最吸引人的地方在于，它能够使人们走出智能手机和电脑的局限，成为移动网络的新入口，进而推动个人局域网进一步升级。

目前，基于智能手机的移动网络还是相对局限的，智能手机不仅是联网服务器，还被作为输入终端和输出终端；而智能可穿戴设备推出以后，智能手机将成为独立的联网服务器，智能可穿戴设备就会作为新的移动网络输入终端和输出终端，进而解放人们的双手，让人们可以实时地接入互联网。

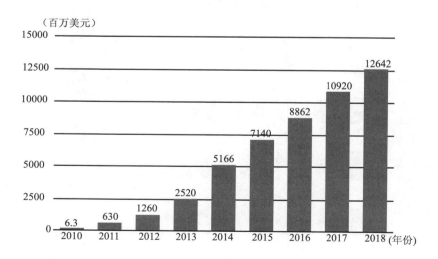

资料来源：21世纪网。

图1-2 2010—2018年可穿戴设备的市场规模

例如，智能手表能够自动地采集人体的健康和运动数据，智能眼镜能够提供高品质的 3D 画面，人们的生活、学习、工作、娱乐体验将会迎来革命性的变化。

（2）智能可穿戴医疗设备即将释放百亿美元的市场潜力

★ 市场研究机构 BIIntelligence 预测：到 2018 年可穿戴设备的全球出货量有望达到 3 亿台，按照每台设备 42 美元的平均售价核算，智能可穿戴设备 2018 年的全球市场规模将超过 120 亿美元。

★ 美国研究公司 ABI Research 的数据显示：2011 年应用于医疗行业的无线可穿戴健康传感器为 2077 万台；到 2012 年，这个数量就达到了 3000 万台；在未来 5 年智能可穿戴医疗设备将会快速普及，智能可穿戴医疗设备市场将呈现爆发态势，预计到 2018 年全球智能可穿戴医疗设备的出货量有望突破 4.85 亿台，整个市场规模将达到 190 亿美元。

★ 瑞士信贷集团的研究机构则做出了更加乐观的预测，他们认为在未来的两年到三年，可穿戴设备的市场规模将会增长十倍，整体市场规模将达到 300 亿到 500 亿美元。

（3）可穿戴医疗："终端 + 云平台"模式

智能健康终端设备近两年发展迅速，当前市场上面向家庭和个人的智能健康终端设备可谓琳琅满目，在消费需求和技术进步的共同驱动下，手表、手环、血压计、体重计、运动鞋、服装等领域均产生了智能可穿戴设备并迅速普及，而且这些可穿戴医疗设备中很多都采取了"终端 + 云平台"的服务模式。

目前国内的可穿戴设备厂商更多的是以制造移动硬件为主，行业的进入门槛并不高，产品非常容易被仿制和超越，大数据挖掘分析和中后台的 APP 是大多数国内厂商的薄弱环节。虽然可穿戴医疗设备具有很多电子产品的时尚属性，但最终还是属于医疗器械，因而对产品的可靠性和稳定性要求很高。

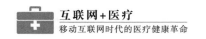

我国的可穿戴医疗设备的制造企业中，或将出现以并购整合方式进入到产业链上游（即大数据分析和中后台的 App），构筑高竞争壁垒的领先者。

◆ 在线医疗服务：让患者找到合适的医生

互联网必将成为一种全新的高效的医疗资源配置工具，使医疗效率进一步提高。长期以来，我国都是采取医生依托医院进行定点执业救治病人的医疗模式，再加上病人的转诊和分诊制度实施不到位，优质的医疗专家资源过度地集中于三甲医院，导致患者在就诊时选择医院比选择医生更重要。

专家挂号执行"排队优先制"，致使医生无法匹配到合适的患者，造成了不可避免的医疗资源浪费。而患者即使挂上了专家号，其疾病也不一定就是该医生擅长的领域。医生与患者的"错配"进一步降低了医疗效率。

我国新医疗改革从 2009 年开始进行医生多点执业的改革试点，放开和鼓励医师的合理流动和规范医师多点执业是大势所趋。医师多点执业将使患者的就诊观念从过去的找好医院转向找好医生。

多点执业在给医生提供更多机会的同时，也将驱动医生更加看重个人品牌价值的建设和患者粉丝团的建设，从而真正实现患者与医生的高效匹配。因为疗效永远是患者评价医生的最关键的要素，如果医生治疗自己不擅长的疾病，只会有损于个人品牌。

互联网在优化医疗资源配置的同时，还能够成为医患沟通的平台，提高沟通效率。医生能够通过互联网对患者进行远程诊断和康复指导，从而提高患者的就诊效率，降低就诊成本。

◆ 移动医疗：即将进入爆发期

移动医疗（mHealth）就是运用移动通信技术向用户提供医疗服务，

包括预约就诊平台、远程诊疗等内容。

例如，未来高血糖、高血压、冠心病等慢性疾病的患者将不止是单纯地接受药物治疗，还会接受包括生活健康管理、远程健康监测、远程康复指导、可穿戴式给药在内的整体的健康管理方案。

放眼全球，WellDoc、Epocrates、Vocera、CardioNet 和 ZocDoc 等企业在移动医疗领域已经取得了巨大的成功。在我国，丁香园、北京杏树林和北京春雨天下等企业也已经开始积极地开拓移动医疗市场。

随着智能可穿戴技术快速发展，移动医疗软硬件的结合将会给移动医疗市场带来爆发式的增长。根据艾媒咨询预测，中国移动医疗服务的整体市场规模在 2017 年可能会达到 125.3 亿元。

（1）三股合力：养老保健需求 + 移动互联网 + 政府扶植

★ 养老保健需求。SwissRe 和 BCG 发布的联合报告预测，到 2050年，我国 60 岁以上人口将达到 4.4 亿人，占全国人口总数的 34%，届时我国将步入深度老龄化阶段。而人口老龄化必将造成医疗资源的严重短缺，因而利用移动医疗手段对老年人群进行慢性疾病监测，对控制长期的医疗费用支出十分重要。

★ 移动互联的爆发。移动互联的高速发展给医疗行业带来前所未有的发展机遇，当前移动医疗已经成为中国医疗卫生领域重点建设的IT 系统项目之一。慢性病监测、预约就诊平台、远程诊疗系统、大数据解决方案等移动医疗技术和方案，正在改变着传统的医疗健康服务模式。

★ 政府的大力扶植。由于慢性病远程监测能够有效地降低长期医疗支出，大幅提高医疗资源的利用率，缓解偏远地区医疗资源短缺的问题，我国政府已明确表态大力支持移动医疗的发展。

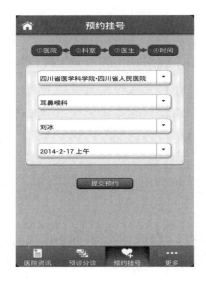

资料来源：挂号网。

图1-3 移动医疗领域的预约挂号平台

（2）移动医疗正成为风险资本竞相追逐的目标

无论是在中国还是美国，众多全球知名的PE/VC早就敏锐地发现了移动医疗巨大的市场增值潜力，纷纷出手押注移动医疗的暴涨。

★2013年4月，女性经期护理手机应用大姨吗获得真格基金和贝塔斯曼亚洲投资基金500万美元的A轮融资；2013年9月获得由红杉资本领投，真格基金和贝塔斯曼跟投的1000万美元B轮融资；2014年5月底获得由策源创投领投，贝塔斯曼和红杉资本跟投的3000万美元的C轮融资，该公司累计融资额已经达到4500万美元。

★据VC Experts一份公司文件显示，美国在线医生服务预约平台ZocDoc在2014年5月已经筹集了1.52亿美元的资金，该公司的估值达到了16亿美元。

而根据Chilmark Research发布的数据，移动医疗领域的投资在未来几年仍将高速增长，到2017年将会超过11亿美元。

◎ 互联网为传统医疗行业带来了什么变化

互联网的发展为我们的生活带来了崭新的面貌，与此同时，互联网也如一把利剑正在击溃和瓦解整个传统行业的产品结构。传统产业正在这场变革中慢慢地蜕变成长，未来的经济格局必将会有一番新变化。

2015年"两会"期间，政府工作报告中提出了"互联网＋"行动计划，于是一场以"互联网＋"为名的改革之风开始席卷整个传统产业。很多人认为这场变革不能比作风，因为风还有停止的那一天，但是"互联网＋"所带来的变革却是一个不断演化的过程，不会停止，只会朝着更好的方向不断发展升级。

◆ 揭示"互联网＋"的真面目

纵观整个互联网的发展历程，社交、门户和搜索等技术革命的出现，是第一代互联网的典型代表。在这个时代，谁能掌握流量，谁就能掌控拥有万亿元规模的线上市场。随着时代的演进，单纯靠流量取胜已经不能适应时代发展的要求。

在一次次革命的冲击下，我国开始走向第二代互联网。互联网为社会和各个产品的发展带来了一种信息能量，现实中的供需关系开始发生变化，商业模式也从流量为王开始朝着两个方向发展：一个是发展为云和大数据，另一个是线上与线下结合的O2O。

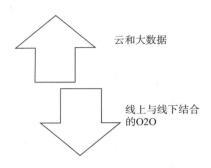

图 1 - 4　互联网 2.0 时代商业模式的两个方向

"互联网＋"正是在第二代互联网下发展出来的一种新业态，是知识社会创新 2.0 推动下发生的互联网演进。"互联网＋"代表了一种新的经济形态，即充分利用和发挥互联网的作用和功能，实现生产资料的优化配置和集成，提高实体经济的创新力和生产力，形成在互联网基础上的经济发展新形态。

互联网在人们生活的各个领域的渗透引起了一场跨界融合的狂潮，作为最受关注的医疗领域，自然也被卷入了这场狂潮之中。

移动互联网技术的不断发展和提高，使得移动医疗领域呈现了一派欣欣向荣的景象，涌现了更多的新兴医疗产业，比如可穿戴医疗检测设备、远程治疗、远程诊病等。许多上市公司也开始跃跃欲试，纷纷跨进移动医疗领域，意图从中分一杯羹。

根据易观智库提供的最新数据显示（见图 1 - 5），2013 年中国移动医疗市场的规模已经达到了 19.8 亿元，同比增长 50.0％。预计到 2017 年移动医疗的市场规模将达到 200.9 亿元，复合增长率将达到 78.5％。国家在政府报告中明确提出要继续推进医改，为"互联网＋医疗"的发展提供了有力的政策支持，同时也开辟了更加广阔的发展空间。

"互联网＋"发展浪潮已经涌向了医疗领域，在新医改即将启动的背景之下，医疗、医保、医药电商等涉及互联网的产业发展，都是在为新医改的开展探索新的道路。

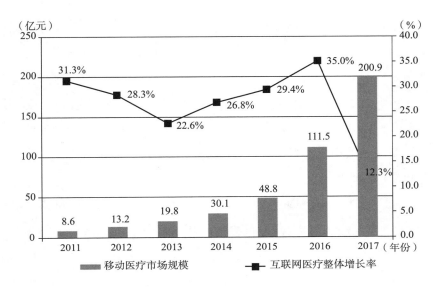

图 1-5 2011—2017 年中国移动医疗市场规模

2015 年既是卫生健康发展"十二五"规划的最后一年，同时也是"十三五"规划的开局之年。尽管 2014 年国家出台了多项涉及卫生健康领域的顶层文件，内容包括基层公立医院的改革、生育政策的调整、医患关系的改善、远程治疗的规范等，这些文件的出台都不断激化着卫生健康领域内部的深层矛盾，但是卫生健康领域的局面不可能在一年的时间里就全部整理清楚，深层的体制机制改革要到"十三五"规划中继续进行。

因此，2015 年对互联网医疗领域来说必将是各方利益激烈相争、划分领土范围的一年，但是卫生健康领域深层改革的方向不会发生变化。互联网医疗领域的企业应该在这一年做好布局，从而为以后的发展奠定良好的基础。

◆ "互联网+医疗"为传统医疗产业带来的变化

在传统的医疗服务链中有三个主要的环节，分别是医院、医生和患

13

者。每个环节中都有亟待解决的问题，而"互联网＋医疗"的出现可以有效解决这三个环节中出现的问题，并从根本上缓解看病难、看病贵的难题。

在传统的医患模式中，患者置于被动的地位，而医生处于主导地位，患者普遍缺乏事前预防的意识。在治疗的过程中，由于双方形成的不平等关系导致患者体验差。在诊治完成后没有后续的服务，不能对患者的病情进行跟踪。

而互联网医疗的出现，可以有效解决这些问题。用户通过移动医疗手段可以对自身的健康数据进行检测，从而及时发现自己身体的异常情况，做好防范；在诊疗的过程中，患者可以使用移动医疗设备进行网上预约挂号、咨询、询诊、支付等流程，既节省了时间，也省去了排队等候的麻烦，从而提升患者的体验；在诊疗完成之后，医生还可以与患者进行在线交流，随时掌握疾病的治疗状况和效果，以便及时调整用药，提高治疗效果。

具体来看，"互联网＋医疗"给传统医疗产业带来了什么变化呢？

（1）从资本市场的层面上来看，互联网巨头跨进医疗健康领域，并展开了激烈的争夺战，而传统的医疗产业在互联网的冲击下也开始拥抱大数据。

（2）从业态模式上来看，互联网与医疗健康领域的跨界融合使传统的医疗服务模式从根本上改变，医生与患者之间的关系也发生了变化。

（3）从用户体验上来看，互联网与医疗行业的跨界融合，有效缓解了信息不对称的问题，提高了医院系统的工作效率。患者利用智能手机就可以完成预约挂号、询诊、重复配药等流程，既省时又省力，提高了用户的体验。移动医疗平台还拥有一系列的评价系统，用户可以参考平台上其他用户的评价选择最合适的医生，并与之建立长期的关系，就相当于为自己找了一个私人医生，等日后再有类似的病症就可以直接与医生进行沟通。医生也因为先前治疗行为的积淀，可以迅速为用户找到最有效的治疗方式。

（4）从资源配置的方面来看，在互联网医疗的协助下，医生可以实现自由流通，为来自全国各地的患者提供医疗服务。这样一来就可以有效缓解医疗资源不平衡的问题，提高医疗资源的利用率，同时也可以提高医生个人的影响力和知名度，从而为更多的患者造福。

移动医疗并不是简单的利用移动设备为用户提供医疗服务，"互联网＋医疗"的发展将成为推动现有医疗理念和模式变革的重要驱动力量，也是未来医生在工作中必不可少的工具。虽然互联网医疗的发展前景光明，但是也应看到，互联网医疗在发展过程依然会面临政策模糊以及商业模式不成熟的状况，当前医院体制变革难的现状也将是互联网医疗发展的主要障碍。

◆ 互联网医疗发展的另一个视角

互联网医疗在实际的发展中将战略重点放在了健康咨询、健康管理、健康教育等领域，在浙江、广东和上海等地也开始以社区医院为中心提供互联网医疗服务，并以家庭为个体开展健康医疗监测服务。但是广大的医院以及地方卫生行政主管部门依然没有成为互联网医疗的服务对象。互联网医疗在发展的过程中应该具有发散性的思维，将目光放在更广的范围内。

（1）构建完善的医院和医生评估系统

医疗服务的专业性造成了部分优质医疗资源的闲置，因此互联网公司可以与这些拥有闲置医疗资源的医院进行深度合作，将重点放在对医院擅长的领域进行全行业评估、构建医院医疗信息服务发布平台、在平台上为患者展示更多的医疗服务信息等方面，从而协助患者选择合适的医院。互联网公司还可以站在全局的角度上思考，对不同医院的资源配

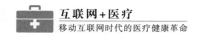

比、服务能力、治理结构等进行综合评估，从而提升医院在某一领域或者科室的行业地位，提高医院的知名度。

（2）卫生资源效率评价和资源配置系统

医疗卫生资源是有限的，怎样将这些有限的资源进行合理的配置，是卫生监管部门在制定卫生政策时需要重点考虑的一个问题，同样也是医院在未来发展过程中需要参考的一个重要方面。

因此，有必要建立一个数据搜集分析系统，可以对医院的服务总量和服务质量、政府和医院的预算管理水平、居民身体健康素质、孕产妇以及婴儿的死亡率等数据进行收集和分析，从而为卫生监管部门和医院的工作提供一个权威的数据统计和参考。同时，也可以构建一个沟通协商平台，了解医院、药品渠道商等利益相关者的角色和偏好，共同推动医疗健康领域的发展。

◎ 互联网医疗在发展中面临哪些"瓶颈"

互联网为人们的生活带来了翻天覆地的变化，社会原有的价值链和产业格局被重新调整，传统的行业在互联网的推动下经历着巨大的变革。

历来被人们关注的医疗领域虽然也应用了大量的科技成果，但是在很多患者看来，其他行业追求的用户至上在医疗领域还无法实现，这不能不说是一种遗憾。

曾经在互联网上流传着一个很热的帖子，人们都希望医院也能接入支付宝中，这样患者就可以在就诊的时候把钱直接打到支付宝平台，在病症解决之后，再确认支付。如果没有治好，患者还可以申请退款，医院服务态度差的话还可以给差评。到时候肯定就能实现用户至上的追求，医生和护士不仅会为患者提供周到的服务，说不定还会追在患者后面高喊：亲，给好评啊。

虽然这样的期盼有些调侃的意味，但也反映了现实就医与网购的一些差距。在网购中，用户为王，是整个消费市场的中心；而在现实的就医中，用户就成了被动的一方，医院在其中扮演主导者的角色。

2014年5月28日，阿里巴巴正式向外界公开了它的"未来医院"计划，并尝试将医院接入支付宝模式。事实上，觊觎医疗领域的企业不止阿里一家，三巨头的另外两个——百度和腾讯也频频将触角伸向医疗领域。同时，国外的谷歌、苹果、微软等企业也已经将战略焦点转向了互联网医疗领域，并制订了相关的战略计划。

抱着对未来的美好憧憬，互联网开始在医疗行业展开了丰富的联想。

◆ 互联网医疗拥有广阔的想象空间

在众多互联网企业看来，对传统医疗领域的变革只是一个时间早晚的问题。事实上，梦想实现的那一天已经不远了：

通过智能手机，你就可以找到最适合自己的医生。网络会根据你的位置为你选择最近的医院，你可以通过网络查看这个医院在用户中的评价，了解医院或者医生对病症的治疗情况和效果。同时，你还可以直接利用手机与医生进行在线交流，了解自己的具体病症。如果确实需要去医院就医的话，你还可以从网上预约就诊时间。对于一些相对简单的病症，比如普通的感冒，智能手机就会向用户提供一些保健的建议，可以省去到医院就诊的麻烦。

在医院就医的时候，同样也可以利用智能手机完成一系列的流程，比如挂号、看病、拿检验报告、结账、取药等，不久的将来商业保险和医保报销等也都可以利用手机来完成。

在看病的过程中，你可以不必开口向医生讲述你的病史和检查报告等，医生翻阅智能设备就可以更详细地了解你的状况，同时还可以利用智能设备调取相似的病例和查阅相关的医学资料，从而为你制订最佳的治疗方案。

在排队取药的时候，如果你时间有限，还可以选择使用物流的方式配送药物。

当你忙于加班而忘记吃药的时候，你的手机会及时向你发出提醒……

当然，互联网与医疗领域的融合可以为人们带来的便利远不止这些，比如在市场上出现的智能腕带、手表、运动鞋等可穿戴设备以及智能马桶等生活用品，可以对人体的体征数据进行检测，一旦出现异常情况会在第一时间通知用户和医生，并向用户提供一定的指导意见。

在此基础上，国家会形成一个围绕国民健康状况的大数据分析，医学领域会发生翻天覆地的变化，医生的职责也会从以前的以治疗为重心逐渐前移，在用户还未真正发病或者病情还没有严重之前为他们提供有效的指导，实现未雨绸缪。

在互联网医疗领域，不仅有阿里推出的"未来医院"计划，健康远程跟踪也已经处在实践中。

强生公司在市场上推出了一款有关健康远程跟踪的应用，可以将糖尿病患者手持的苹果手机与血糖仪连接起来，从而对患者的血糖水平进行追踪，并根据患者的具体情况提出一些饮食建议，合理控制患者的糖摄入。AirStrip科技公司可以将收集到的患者的波形数据，比如孕妇的宫缩频率、胎儿的心率等信息发送到医生的智能手机上，医生根据这些波形数据，对孕妇进行有利的指导。

随着健康软件的层出不穷，互联网医疗领域也诞生了相应的平台。

2014 年 6 月，苹果在年度开发者大会上正式公布了其健康平台 HealthKit，主要功能是对用户的健康数据进行收集和分析。

随后，同样在互联网医疗领域布局的三星也推出了健康追踪平台 SAMI，新平台将支持开放式模块化硬件并集成云储存集成方案。SAMI 即为三星架构多模态交互，三星的云端传感器数据平台将面向全部的开发者开放，与三星推出的 S Health 形成互补。

而在此之前，微软在 2007 年就推出了"健康库"系统，患者可以将自己的病历上传到该健康库系统中。在谷歌推出的健康平台上，患者也可以将自己的病历和健康数据进行上传。在大数据的吸引下，众多保险公司和医药厂商也陆续入驻了平台。

在未来的医疗领域，不仅会有医院、康复中心、药商 CVS 这样的传统机构，还会有互联网企业、游戏厂商、运动厂商、零售厂商等跨界企业的影子。互联网的高速发展推动医疗领域逐渐成为众商家竞相追逐的蓝海地带。

◆ 实现真正的互联网医疗还有很长的一段路要走

在传统医疗领域，医院占据主导性的地位，将医疗资源都掌握在自己手中，在消费关系中处于卖方市场的位置。而互联网加入医疗领域就是希望能构建一个对等、透明，以用户为核心的服务秩序，让用户在医疗领域处于主动地位，拥有更多的选择权。

但是在实践过程中，互联网在医疗领域的进展并不尽如人意。中国虽然有比较丰富的优质医疗资源，但是也有广大的领土与众多的人口，这样平均下来，中国的医疗资源就显得相对匮乏了，而且地区分布不均衡。这样一来，患者要求医疗资源实现公平分配就会有很大的缺口，而且医疗资源的稀缺也使得既定的医疗格局更加难以撼动。

虽然有很多企业已经跨界进入了医疗行业，但是能够与核心业务进行深度融合的产品非常之少，阿里的"未来医院"计划以及腾讯推出的微信全流程就诊平台可以算是在医疗领域融合比较成功的产品了。"春雨掌上医生"作为一款专业的手机医生问答软件，能提供的服务范围也仅仅是健康咨询，而"丁香园"推出的手机应用软件只是作为医疗行业的一个辅助工具出现的。

2014年8月，郑州人民医院医疗集团与支付宝进行合作，在支付宝钱包的服务窗正式上线，双方将共同推进"未来医院"计划的执行和发展。郑州人民医院是河南省第一家联合支付宝共同推进"未来医院"计划的机构，在运行的过程中，其优势已经非常明显。患者只要在支付宝钱包或者微信中添加医院的公号，就可以利用智能手机进行挂号、就诊、缴费等流程，这样一来既省去了排队等候的麻烦，也缩短了就诊的时间，为医生和患者都带来了极大的便利。

很多人希望可以实现医疗评价，给后来就诊的人提供一些参考，但是这种医疗评价并不像购物那样简单，如果对产品或者服务不满意就可以给差评。患者在治疗的过程中都希望能够药到病除，但是由于有些疾病中存在很多不确定的因素，不可能完全满足人们的愿望。如果允许医疗评价的话，医疗秩序会被打破，而且治疗效果不满意又该怎样实现退款，这些都是困扰互联网医疗行业的重大难题。

此外，医疗领域的专业性也是其他领域的企业所无法跨越的一个鸿沟。医生在诊治的过程中，拥有绝对的话语权。医院实际上处于卖方市场的有利地位，而互联网致力于构建的是以买方为中心的服务秩序，是与之相对立的。

医疗领域已经形成了一套相当成熟的运作模式，医院在其中充当主导者的角色，因而要打破这种固有而封闭的格局需要费一番功夫。而且，医院在经过多年的发展之后，内部已经建立起了比较先进的系统，比如医学影像存档与通信系统、实验室信息管理系统以及医院信息管理系统等，这些系统已经运作得比较成熟，为医院的工作带来了极大的便利，并且也形成了比较固定的利益，这让他们在与互联网融合方面缺乏主动性。

这些都是医疗行业在与互联网跨界融合的过程中遇到的最核心的问题，只有真正跨越了这些难关，医疗行业才会呈现出一种全新的面貌。

可穿戴设备终端虽然能够产生和收集大量的数据，但是如果这些数据只能上传到云端，没有被实际应用在医疗领域，那么再多的数据资源也没有任何价值。

医疗行业是一个"性命攸关"的行业，国家对这方面的管理和审核都比较严格，市场门槛也比较高。比如在医生非法行医方面，国家进行了严格的规定，取得医师执业证书的人如果在超出执业范围、登记注册的执业地点以及执业类别等情况下提供医疗服务都属于非法行医，这也就限制了医生进行线上远程诊断的可能性。互联网医疗在发展的过程中还要兼顾国家出台的法律法规以及相关的政策，这样一来，互联网医疗的改革就有些畏首畏尾了。

◆ **国内企业在互联网医疗领域的布局**

任何困难都阻挡不了互联网发展的脚步。有专业人士称，中国的医疗健康市场在新时代已经实现了飞速发展，并于 2013 年超越日本成为全世界第二大医疗健康市场。预计到 2018 年，中国年度的医疗保健支出可以达到 9000 亿美元。届时，中国在医疗健康领域可能就会诞生出一个"淘宝"。

虽然美国拥有众多的互联网医疗企业，并且这些企业都有自己擅长的领域，但是其中却没有一个企业能够推动整个行业的变革。

Epocrates 是全球第一家上市的移动医疗公司，主要的功能是为医生提供临床的信息参考，推出了药品和临床治疗数据库等产品。国内的

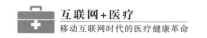

"杏林树"就是借鉴了 Epocrates 的运营模式。

i－Triage 是患者的掌上自诊工具，是由两个急诊科的大夫创立的。他们在工作的过程中发现，有很多不该看急诊的患者也跑到了急诊科，造成了急诊科拥堵的现象，于是想到在中间设置一个分诊环节。他们将这种诉求做成一类 App，可以帮助用户诊断应该去哪一个科室就诊，并根据用户的位置向他们推荐附近的医院。国内的"春雨医生"对用户进行定位的功能就类似于 i－Triage。

ZocDoc 是一个线上预订平台，可以让患者在平台上找医生，让医生和保险付费。在 ZocDoc 平台上签约的医生已经上万，每年预约量可以达到百万人。

从国内互联网医疗领域的发展状况来看，各个互联网企业已经凭借自身优势跨进了医疗健康领域，并开始着手布局。阿里利用支付宝向医疗机构展示了自己的平台力量；百度与健康感知设备携手，构建起了大数据平台和云计算；腾讯也将微信平台的业务范围扩展到医疗健康领域，并首次开通使用微信支付进行医保报销的业务。除此之外，腾讯还尝试将业务触角伸向医疗健康领域的腹地，利用微信平台对医院的内部流程进行管理，比如医护人员的轮值通知、医生的排班会诊等。

平台化已经成为医院在发展过程中的一项战略选择，医院里尚不完善的信息管理系统、电子病历等资源将逐渐实现联合，这是未来医疗健康领域值得期待的一件事。

实际上，在局部领域进行变革比从整个领域入手见效更快，因而互联网企业可以将目光转向医疗行业中的一个细分领域，比如某一细分领域的社群工具、医生客户关系管理工具、慢性病自我管理工具等。还有人认为，互联网医疗的改革会率先在私立医院或者创新型的医院进行，等改革见到了实效之后，再吸引公立医院加入到改革的行列中来。

医疗健康领域走向互联网化是一种不可逆转的趋势，这也符合时代发展的要求。有专家认为，医疗领域在进行改革的时候需要站在政府的层面来考虑问题，在改革前期统一行业标准，从而为后期改革以及各个领域之间实现开放互通奠定良好的基础，同时还要鼓励医疗机构之间实现资源的合作和共享，对风险管理进行评估，对一些不能适应改革发展要求的政策进行调整。这种调整并不是说国家会放松监管和降低门槛，因为在医疗健康领域，安全性是一个非常重要的前提，不管政策怎样变，国家还是要首先保证医疗健康领域的安全性。

◎ 痛点 VS 需求：互联网医疗发展的驱动力

通常来说，商业模式来源于价值链中各环节主体的诉求，互联网医疗行业也遵从这个规律。互联网医疗价值链长，涉及环节众多，包括医生、病患、医院、药企和保险公司，每个主体都有自己的需求，因而可以产生很多商业模式。

互联网医疗可以帮助患者进行导诊、候诊、诊断、治疗、康复，以及自诊、健康管理等；对于医生群体而言，互联网医疗有助于提升他们的知名度和收入水平，缓解医患矛盾，还有助于病例的长期跟踪以及临床研究；使用互联网医疗工具，医院运行效率能够大幅度提高，运行压力得到有效缓解；互联网医疗还能够帮助药企进行精准营销，辅助新药研发；通过大数据计算，帮助保险公司进行精准定价，减少调研支出。

◆ 为什么互联网医疗是必然趋势

互联网已经进入了越来越多的传统行业，给这些行业带来了翻天覆地的变化，其中最明显的变化就是"连接"和"智能"。前者已经成为各种互联网商业模式的核心，比如腾讯做的是人与人的连接，百度则是人与信息的连接，阿里巴巴提供了人与商品连接的平台，大众点评则将人与服务连接在了一起。

从以往的经验来看，互联网商业模式对于大空间、低效率、多痛点、长尾特征的行业渗透从未失败过。大众点评、滴滴打车等商业模式都是互联网对传统行业渗透的结果，通过提高传统行业的运行效率，创造出大量的增量价值。

医疗服务行业恰好符合互联网入侵的所有特点，市场大，效率低，痛点多，具有明显的长尾特征。

（1）我国具有世界最大的人口基数，这就决定了医疗服务行业空间巨大的现实。而随着社会的发展和人民收入水平的不断提高，人们的医疗需求逐渐被释放出来，医疗服务市场规模逐渐扩大，医疗卫生支出持续增长。2009 年到 2013 年，我国财政用于医疗卫生领域的支出金额高达 30682 亿元。仅 2013 年一年，医疗卫生财政支出就达到 8208.7 亿元，2014 年继续增长至 10071 亿元，预计未来会继续保持高速增长。

（2）与大空间相对的，是我国医疗系统运行效率极低。在人口数量超过 500 万人、人均 GDP 在 5000 美元以上、人均寿命不足 70 岁的 47 个国家中，我国医疗服务行业运行效率排名垫底，居于第 36 名。

我国卫生系统效率运行低下，首先体现在医疗资源的分布不均。东部地区资源丰富，中西部地区资源匮乏；同一地区里医疗资源向城市倾斜，农村和乡镇地区缺少医疗资源，城市人均医疗资源是农村的 2 ~ 3 倍，农村居住人口就医困难。就算在同一座城市里仍然存在这样的问题，优势医疗资源集中在大医院，民营及社区医院资源匮乏。

其次，传统医疗机构多提供一次性服务，但是很多疾病需要长期的治疗，所以患者往往需要反复往返于医院和家中。每去一次医院就必须再经历一次挂号、候诊等流程，遇到不同的医生就需要重新了解一次病情，浪费了大量的医疗资源，同时也给患者带来很多困扰。这种模式也造成了医疗服务效率的低下。

另外，患者的就诊观念也是造成医疗服务运行效率低下的原因之一。长期以来，人们在做就诊决定时都倾向于选择条件更好、优势资源集中的大医院。农村患者涌入城市医院，城市居民涌入三级医院，挂号时要挂专家门诊，所以越是大医院里越拥挤，服务效率也越低下。而政府倡导的分级诊疗形同虚设，浪费了大量的医疗资源。

（3）医疗服务行业痛点极多。对患者而言，一直存在着看病难、看病贵的问题，医疗资源紧张，服务效率低下，服务质量差，出了医院病情无人跟踪；对医生群体而言，紧张的医患关系使得工作风险更高，长期的高强度工作与低水平的收入极不匹配；而医院管理者也是有苦难言，三甲医院长期超负荷运营，管理困难，社区医院等基层医疗机构无人问津，造成了医疗资源的大幅浪费。

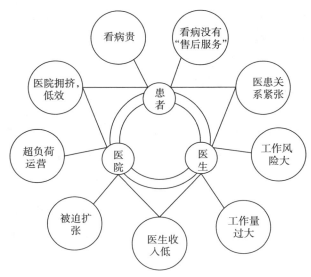

资料来源：雪球。

图 1-6 传统医疗服务行业各方"痛点"多

（4）我国医疗服务行业需求种类分散，需求人口众多，是典型的长尾行业。其长尾特征表现在人口分布特征、罕见病种类、药物种类和数量等各个方面。

从人口分布特征来看，我国人口分布极为不均，东南沿海人口密集，西北地区地广人稀，居住在这些地区的人口医疗资源匮乏，再加上经济条件普遍不好，看病非常困难。

从罕见病种类来看，我国大约分布着上千万例罕见病患者，他们需要的医疗资源相对高端。然而，高端医疗资源过于集中，除去大城市中的三甲医院，很少有医疗机构能够为这些病患提供有效的治疗。生活在欠发达地区的罕见病患者的治疗需求难以得到满足。

从药品角度看，药品种类一直在不断增加。仅2013年我国就有416种药品获批注册；到2014年中，我国医药市场已有166670种国产药品、4403种进口药品。在这些药品当中，存在着大量的长尾药品很少被应用。

◆ "先发优势效应" VS "马太效应"

我国互联网医疗行业还处于发展初期，具有明显的"先发优势效应"和"马太效应"。越早进入的企业越容易成功，越成功的企业越会继续发展壮大，越弱小的企业会变得越来越弱。因此，企业需要提前入场，等到行业发展成熟，就失去了最好的入场机会。

比如移动互动医疗服务市场，虽然处于发展初期，但是已然形成了具有代表性的服务品牌。像"好大夫"和"春雨医生"，由于互联网的"口碑营销"影响力，这两个平台几乎占据了所有的传播渠道，其他同类型的企业很难再有出头的机会。

春雨医生和好大夫已经积累了大量的用户和医生资源在平台上进行互动。他们的互动给平台带来了更多的内容沉淀，而更多的内容又吸引着更多的用户聚集到这两个平台。这就是资源汇集的"网络效应"。

出于"新鲜感效应",春雨医生和好大夫上线时融资较为顺利,但是如果再有同类型的平台出现,就难有高估值的融资。

二者已经抢先占据了医生入口和医院入口等线下资源,而这些线下资源在习惯了现有的平台之后,就不容易改变渠道转而对接新的平台,这种效应叫作"地盘效应"。

◆ 挑战仍然存在

尽管近几年我国互联网医疗呈现出爆发式增长的态势,但是从整体来看,我国医疗服务环境很不理想,存在着很多严重的问题,互联网医疗的发展仍然面临诸多挑战,比如分级诊疗制度形同虚设、医生多点执业政策缺失、医疗观念保守、民营医疗机构监管过度、商业医疗保险极为弱势……尤其是分级诊疗制度推广起来困难重重,无论从医疗机构、医生群体还是患者的角度出发,分级诊疗制度都难以实现。

★ 在我国医疗体制下,医疗机构创收以量取胜,通常都是通过不断增加服务量来寻求更多的利润,比如增加更多的床位、配置更多的病房、接待更多的病患等。在政策方面,监管机构并没有制定相应的标准,整个医疗服务体系并不完整,严重限制了分级诊疗的开展。

★ 对于医生群体而言,本来的工作量就很大,如果没有足够的利益驱使,医生群体不会愿意做更多的工作。

★ 在国内,人们生病之后习惯去大医院找专家诊治,即便是普通的感冒发烧也不愿意去基层医疗机构就诊,造成了医疗资源的大量浪费。在人们的普遍认知中,国内的医生缺乏职业标准,很多医生还没有足够的经验就开始坐诊,所以他们只认大医院和专家教授。

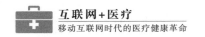
◎ 智慧医疗："物联网＋云计算＋大数据"

进入移动互联网时代，物联网、大数据等在互联网技术基础上发展起来的信息热潮席卷了越来越多的行业，进入医疗卫生领域就形成了智慧医疗。智慧医疗就是在医疗领域融入先进的物联网、人工智慧等技术，使智能化的医疗服务进入人们的日常生活。

智慧医疗的范围很大，从电子病历等医院的信息化，到在线医疗服务平台、移动端医疗健康应用等医疗信息的互联网化，再到药剂、医疗器械等医疗硬件的物联网化，甚至包括远程医疗。

智慧医疗通过对物联网、云计算、大数据等多种先进的信息技术的应用，最终在医院、医生、药剂、医疗器械与患者之间实现互动，从而提高诊疗效率与患者的诊疗体验，提高医疗资源的使用效率，降低病患就诊的医疗成本，同时使医疗机构的整体管理水平得到大幅度的提高。

我国的智能化医疗行业还处于刚刚起步的阶段，接下来医疗行业将融合更多的人工智慧等高科技因素，实现更智能化的医疗服务水平，推动医疗行业迎来新的产业变革。

◆ 智慧医疗的六大特征

智慧医疗通过物联网技术将整个医疗系统内的所有环节连接在一起，所有的对象全部实现数字化，无论就诊的患者、提供诊疗服务的医生，还是研究新疗法、新药物的科研人员、医疗机构的管理者，甚至与医疗机构息息相关的药品商、保险公司都能够从中获益。从大的方面来说，智慧医疗还有助于医疗资源的重新分配，甚至可以降低政府对医疗行业的监管成本。

智慧医疗具有互联互通性、协作性、预防性、普及性、激发创新性以及可靠性。

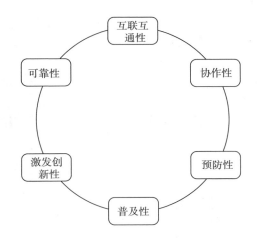

图 1－7　智慧医疗的六大特征

（1）互联互通性

在智慧医疗体系下，病人与医生之间互联互通，即使双方身隔万里，或者病人更换了新的医院就诊，医生也可以通过在线系统随时查阅病人的诊疗记录甚至相关的保险细节等信息，确保病人的诊疗一致、连贯。

（2）协作性

智慧医疗实现了不同的医疗机构之间对医疗信息与医疗资源的共享，根除了信息孤岛问题，不同的机构之间可以随时进行信息的交流沟通，整合各自的资源与服务，更方便协同合作。

（3）预防性

基于对海量信息的整合与分析，智慧医疗可以更迅速地发现重大病症的征兆，并及时跟进处理措施，在病症爆发之前就开始进行医疗干预，将其消灭于萌芽之中。具体到对每个病人的诊治，也能够随着病情的变化实时调整治疗方案，在察觉到病情发展的征兆时立刻实施对应的治疗，有效控制病情发展。

（4）普及性

由于医疗资源的分布不均，边远乡村以及地方社区医疗机构的医疗水平较低，这些地方的居民面临着看病难的问题。而智慧医疗体系能够将所有的医疗机构连接在一起，病人即使在社区医院就诊，也能够得到权威专家的治疗意见。简而言之，智慧医疗可以提高医疗系统的整体水平，把优秀的医疗资源普及到更大的范围。

（5）激发创新性

智慧医疗融入了大量的高科技技术，新科技的应用能够不断推进医疗技术的革新，提高临床研究的成效，激发创新型的应用。

（6）可靠性

智慧医疗建立在大数据应用的基础之上，大数据技术在使用患者的医疗信息的同时，也能够保证这些数据的安全，病人医疗信息的存储和使用都受到严格的管控，只能用于医疗用途。

◆ 想得更远：用手机看病

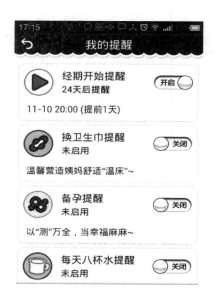

资料来源：搜狐。

图 1-8 医疗健康类 App 界面示例

随着可穿戴设备以及各种移动端医疗健康应用的发展，手机在智能医疗体系中占据的比重越来越大。通过各种医疗健康 App 的使用，再配合医疗监测设备，用户就可以在手机上监测自己的健康状况，甚至通过手机进行远程医疗咨询。手机可以根据监测到的健康数据给出相应的健康计划和建议，提醒用户运动、吃药。如果监测结果出现异常波动，手机在必要的时候还会自动连接医疗救助。

医生也可以利用相关的手机软件监控患者的各种健康数据，整合管理病人的医疗信息、提供在线医疗服务、查阅和书写电子病历、开具电子处方、提供医疗建议等。患有小病小痛的患者、亚健康人群以及病情稳定的慢性病人可以通过手机完成诊治过程，而不必再去医院排队。

◆ 智慧医疗平台

医疗服务关乎国计民生。我国医疗行业一直存在着看病难、看病贵的顽疾，智慧医疗的发展将成为解决这一问题的关键。依托物联网、云计算与大数据技术而发展起来的智慧医疗，能够让人们在线上享受到线下实体医疗资源的服务，这些功能通过智慧医疗平台得以实现。

智慧医疗平台主要包括服务平台和交易平台两种类型：前者主要针对医生和病患群体开放，是医生提供医疗服务、患者接受在线诊治的平台；后者主要服务于医疗行业的商家，比如医疗器械生产厂家、药企等。

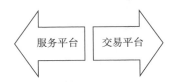

图 1-9　智慧医疗平台的两种类型

（1）服务平台

服务平台是为病患提供在线医疗服务的互联网平台，医患双方通过这样的平台进行互动交流，缩短了双方之间的距离，是智慧医疗的重要工具。

在传统医疗模式下，人们去医院就诊通常要花费大量的时间和精力，要在工作时间请假去医院，到了医院还要排队、挂号，经历繁多的检验项目，所有这些都是人们排斥去医院就诊的原因。而通过智慧医疗服务平台，病患就诊就要简单得多。

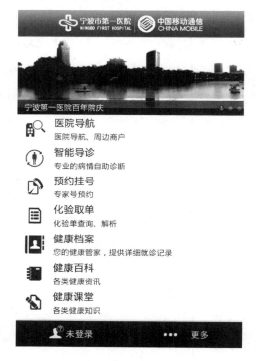

资料来源：自创业谱。

图1-10　宁波第一医院推出的"移动医院"平台

2013年初，宁波第一医院推出了"移动医院"平台，在全国医疗系统中开创了先例。用户只要在手机中安装这款应用，就可以进行导航、挂号、查询化验结果等操作，还可以通过该应用自助导诊，建立健康档案，通过健康百科、健康课堂等功能学习新的健康知识，大大方便了市民就医，同时也有利于用户健康医疗数据的收集。

（2）交易平台

智慧医疗交易平台是面向医疗领域的企业提供 B2B 交易服务的第三方交易安全保障平台，通过这些平台，药企、医疗器械供应商们还能够实时了解到最新的行业资讯。

国内这样的平台已有很多，中国医疗器械交易网、中国硅谷在线、阿里巴巴等网站就是影响力比较大的交易平台，天使汇、众筹网、点名时间等近几年兴起的众筹网站也开始参与智慧医疗交易，想在这个新兴的市场中分一杯羹。

◆ 从理想到现实的跨越

近年来，我国医疗信息化水平一直在不断提高，医院信息化、医疗信息互联网化、医疗设备物联网化已经发展到接近成熟的水平。相比之下，远程医疗的发展并不尽如人意，大部分患者还是需要去医院就诊，这就是我国智慧医疗模式的现实情况。

在理想的智慧医疗模式下，每个患者都会佩戴能够感知体征的智能穿戴设备，服务方基于可穿戴设备收集到的用户健康数据为用户提供健康监测、问诊等远程医疗服务，社区医疗机构根据在线服务的建议为用户开具处方，然后交由社区药房拿药。

这样，患者不需要去医院就诊也能完成诊疗过程，同时为医院节省了大量的资源，对医患双方都有益无害。然而现实情况中这种模式并没有实现。

首先，在人们的观念里，治病就需要医患双方进行面对面沟通，这种观念根深蒂固，想要改变并非易事；其次，受到技术水平的限制，理想的可穿戴智能医疗检测设备还没有研发出来，现在市面上的设备只能用于基本的健康体检，远未达到医疗水准；最后，更重要的，优质的医疗资源并不缺少就诊人群，所以他们对于加入远程医疗模式并不热衷。

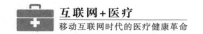
　　智慧医疗模式的实现，需要整个医疗产业链的合作，还需要政府的监管和引导。而医疗产业链涉及环节众多，包括医院、药房、社区医疗机构、药企、医疗器械商、第三方医疗服务提供商、电信运营商等，让这些机构一起合作难度非常大，政府方面也没有相关的政策出台。可以说，智慧医疗还有很长的路要走。

Part 2

构建多方共赢的商业模式

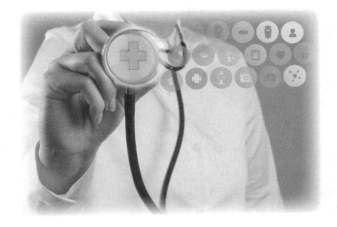

◎ 最佳商业模式："人性刚需+数据+社群+资源整合"

"互联网+医疗"是目前极具发展潜力的一个领域，从国内外互联网医疗的发展状况来看，互联网医疗领域采用的商业模式可以用四个名词来进行总结：人性刚需、数据、社群和资源整合。

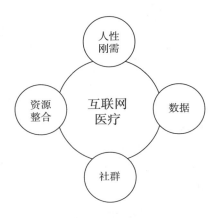

图2-1　互联网医疗最佳商业模式的4个标准

◆ 人性刚需是互联网医疗实现盈利的基础

人性刚需是互联网医疗实现盈利的重要基础，也是互联网医疗模式获得成功的重要因素。基于这一点，许多人都就对目前市场上种类繁多的智能手表、智能手环等可穿戴设备的前景非常不看好。

以智能手环为例，智能手环研发出来的主要功能就是计步，而市场上出现的大多数智能手环有各种丰富的功能，比如闹钟功能、睡眠监测、计算食物的卡路里等，但是附加在智能手环上的功能实际上没有刚性需求。下面以手机和手环进行一个对比思想实验，可以说明很多道理：

自我提问	手机	手环
1.如果没佩戴，会不会觉得浑身不爽，很不方便？	非常不方便，通讯录、微信无法联系，想用手机购物，想用大众点评找美食，想用百度地图找路，想刷朋友圈……	没带手环，没办法看走了几步路了……算了，就这样吧。（转眼就忘）
2.丢了，会不会痛心疾首，感觉损失惨重？	通讯录如果没备份就惨了，重要的信息存在短信里了，还没来得及上传云端，用起来刚顺手就丢了，太可惜。	丢了？可惜，挺贵的呢。
3.丢了，会不会再次购买？	必须买，没手机办不成事，耽误很多事情。	丢了？算了，也就那么回事。

资料来源：雪球。

图2-2　手机和手环的对比思想实验

不仅如此，智能手环的许多功能还具有"逆人性"的特点，比如推出的可以计算食物卡路里的功能，在计算的时候还需要用户自己手动输入数据。而且因为智能手环主要靠电量来维持其正常的功能，虽然说一次充电可以使用好几天，但是因为其非刚需的特点，经常充电也是逆人性的。

而且智能手环的很多功能都是手机 App 可以实现的，用户想要计步的话，只要有一部手机就可以，何必再花钱买设备呢？因此手环的这一功能很难形成一种购买需求。

因此，智能手环在制造营销亮点的时候，或许可以将重点放在其外形的设计上，用更时尚的产品外形来吸引消费者，满足他们追求时尚的要求。这就意味着企业要特别重视手环的工业设计，如果产品外形不足够吸引人，很可能会成为市场的祭品。

◆ 数据决定发展空间

传统医疗模式与互联网医疗模式最重要的区别之一就在于是否具备高效的数据搜集和分析能力，这一要素也是衡量一个互联网医疗企业是否具备发展潜力和发展空间的重要指标。

在传统的医疗模式中，医疗数据主要来源于医院的信息化系统。但是这种信息化系统封闭不开放，数据的利用率比较低。此外，这种传统的数据积累方式主要集中在医院内部的数据，而对于医院以外患者的相关数据、治疗效果数据、评价数据以及新病情的数据等都无法获知和跟踪。

互联网医疗可以对医院之外患者的体征数据进行跟踪，从而获得连续性、跨区域性的医疗数据，拓宽了数据的维度和广度，使医疗数据在医疗行业发挥更大的价值。

如果没有对数据的搜集和积累，医疗企业与患者之间就不能建立长期的联系，医疗行业仍然会延续传统的收费模式，这样一来就不会衍生出具有个性化和持续性的商业模式。

★ 如果能对患者服药前后的体征数据进行搜集和积累，那么就可以对药物的效果进行详细的了解，可以为新药的开发提供有价值的参考；持续的数据跟踪还能够预测新药的市场规模，进而有效调整新药的发展速度。

★ 运用智能算法对积累的病例数据进行加工，可以为医生在临床的实际用药和治疗方案的制订方面提供更高的参考价值。

★ 对患者的院内就诊以及用药数据进行跟踪调查，可以避免患者骗保、医生过度治疗等现象的发生，从而节省医疗资源，为更多的人造福。

★ 患者在社群中留下的评价内容、UGC 内容可以为其他患者的诊治提供参考，同时可以使医生降低对医院的依赖程度，从而发展出一种新的服务模式。

★ 多维度和宽广度的医疗数据还可以推动智慧医疗和个性化医疗的发展，并根据用户的特征提供个性化的治疗方案，有效提高了用户的体验。

另外，从竞争壁垒的层面上来看，数据的积累还可以增强用户对平台的黏性，为互联网医疗企业构筑起较强的竞争壁垒。对患者而言，完整而连续的健康数据具有非常重要的价值。如果在一个平台上积累了连续性的数据，患者就会很难转移到另一平台上，这样一来就可以增强用户的黏性，推动平台的持续性发展。

如果缺乏数据搜索和分析能力，那么平台也将很难拥有个性化的体验。数据的连续性、完整性和个性化的体验是增强互联网医疗企业核心竞争力的重要因素。

◆ 社群带来的流量积淀

社群商业是互联网环境下衍生出来的一种新的商业模式，有了互联网的帮助，人与人之间可以实现低成本的"连接"。一个人的力量或许比较弱，但是一群人聚集在一起就可以发挥出更大的力量。

这一道理在互联网医疗领域也同样适用。要做一个成功的互联网医疗产品，需要有一个关系紧密的社群的支持，这样才可能将流量沉淀下来，转化成互联网医疗企业的价值。虽然社群商业作为一种新的商业模式还不为大众所熟悉，许多衍生模式仍然处在探索阶段，但是小米的成功足以说明社群的重要性。重视社群商业模式，才有可能避免陷入误区。

对医疗行业而言，挖掘社群商业可以为其带来更大的变化。在我国的医疗行业，医院、医生以及患者之间由于沟通不顺畅导致严重的信息不对称，而且相互之间没有足够的信任。

社群商业模式可以让人们找到更多的同类。比如对患者来说，他们可以在社群中找到与自己有相似病情的病友，并与他们一起交流和分享治疗经验。已经成功治愈的患者可以在社群中分享自己的治疗经历，为患者挑选医院、科室以及医生提供更多的帮助，从而让患者对社群产生较强的黏性。

社群对医疗领域来说就是一个巨大的资源，通过社群中的交流和分享，病患会有更高的支付意愿。患者对社群商业形成黏性之后，互联网医疗企业就可以拥有更多的变现方法，比如可以做垂直电商，向患者推荐药品或者家用医疗器械。社群商业的发展不仅为互联网医疗企业带来了黏性、支付意愿比较高的群体，同时也为患者提供了更好的体验。

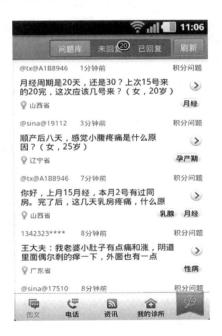

图 2 - 3　春雨医生平台上其他患者咨询的问题

【案例】：PatientsLikeMe

★ 公司简介

PatientsLikeMe 是一个面向病患的社交平台，在这个平台上，病友们可以相互分享自己的病历，并寻找与自己有着相似病症的病友，从而为治疗提供相互的支持和帮助。每年平台上都有大量的病人在上面分享自己的治疗经历。

★ 创办的缘由

PatientsLikeMe 是由麻省理工学院（MIT）的工程师本·海伍德（BenHeywood）和杰米·海伍德（Jamie Heywood）两兄弟共同创立的。他们之所以会创建这样的平台，本身是出于为兄弟史蒂芬（Stephen）的疾病治疗提供帮助的目的。

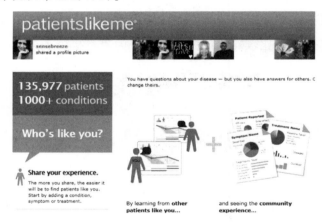

图 2 - 4　PatientsLikeMe 平台

史蒂芬患上了一种叫作肌萎缩性侧索硬化症［ALS，也叫"卢格里格病"（LouGehrig's disease）］的疾病，他们在网上没有找到关于这一疾病比较权威的信息，于是便萌生了要自己做一个平台的想法。他们在2004 年创立了 PatientsLikeMe，访客可以在这个网站上分享和交流自己的医疗经历，也可以对网站上其他用户的提问进行回答。网站创办至今，已经拥有了 20 多万的用户，涉及的疾病种类超过了 1800 种，为患者提供了很多有价值的信息。

★盈利模式

PatientsLikeMe 主要是通过出售用户数据的方式来进行盈利，面向的对象主要是制药公司以及高校等研究机构。虽然各种各样的法律一直在致力于保护病人的数据，但是 PatientsLikeMe 却能够将这些数据发布到网络上，让更多的人和机构从中受益。

在处理病人的数据方面，PatientsLikeMe 采取了一种完全开放的态度。它明确地告诉用户应怎样使用他们的数据，将这些数据交给什么人以及使用这些数据的目的是什么，这样就有效解决了如何处理隐私的问题。PatientsLikeMe 认为这样做可以利用数据做更多有意义的事，生产出更高效的药物以及更好的设备，为更多的患者造福。

◆ 整合线下服务链是竞争壁垒的关键

对互联网医疗行业而言，创建竞争壁垒的关键并不在于核心技术的把握，而是在于企业整合线下资源的能力。

从软件方面来说，开发手机 App 在基本技术方面并没有建立很强的壁垒，提升用户体验才是建立壁垒的一个关键要素。

从硬件方面来说，由于环境和时代发展的限制，我国的新硬件技术研发领域充满了众多不确定性，在这个不确定的背景之下，企业在投资方面也就变得更加谨慎。从以前的发展经验中，许多企业意识到开发医疗硬件，采用跟随战略更为安全一些。

这也就造成了国外和国内互联网医疗领域的巨大反差。在国外，互联网医疗行业中的技术领域往往都有巨额资金的投入，比如谷歌和德康医疗等为了推动血糖的微创、无创连续测量领域的发展投入了巨额的资金；Cardionet 推动了心电方面技术的发展；Zeo 在睡眠监测方面投注了更多的心血，在技术方面也投入了大量的资金。而从国内情况来看，很

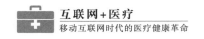
少有企业在智能硬件领域将技术作为核心竞争力。

虽然不将技术作为核心竞争力，但是很多企业往往会在商业模式上获得成功。因此对互联网医疗行业而言，形成壁垒的关键就在于是否具备整合线下资源的能力。从表面上来看，互联网医疗的核心竞争力在于是否能够赢得更多患者的青睐，然而事实上还要考虑到医生在其中所扮演的重要角色。由于国家对医生多点执业的政策还没有完全放开，因此只有掌握更多的医院才能获得更多的医生。

这也就意味着要在互联网医疗领域实现更大的布局，就必须要争取更多的医院资源。谁能够率先抢占医院入口、医生入口等资源，谁就能率先让用户产生黏性。对医院和医生来说，他们的精力和时间有限，不会经常地更换平台，因此只要能率先抓住他们，就极有可能让他们对平台产生黏性。

整合线下医疗资源不仅包括医院，还包括整个医疗服务链，从而能够形成一个完整的闭环，充分利用病人流、医生流和数据流，为用户提供更好的体验。

★ 对患者而言，在平台上他们不仅可以享受预约挂号、候诊、取药、查看检验报告等便利，在挑选医院、科室以及医生的时候也可以获得更多的指导，同时还可以在院外的康复过程中保持医患沟通。

★ 对医生而言，整合线下医疗服务链，可以为他们提供一个更大的发展舞台，获得更多的合法收入，提升个人品牌的知名度，同时也可以有效避免医患纠纷的发生。利用互联网医疗手段可以获得病患更全面的信息数据，从而可以更好地为病患解除痛苦，提升自己的技术能力。

★ 对医院而言，线下医疗资源的整合可以增加医院的收入，同时也可以简化医院的运作流程，降低成本，推动医院评级工作的进行。

★ 对药企而言，线下医疗资源的整合可以为他们产品的研发和销售提供更多的支持。

★ 对保险公司而言，线下医疗资源的整合可以为患者就医提供更多的便利，有效控制疾病的恶化，从而降低保险的赔付。

◎ 可穿戴/移动医疗：探索多元化的商业模式

近年来，可穿戴/移动医疗市场异常火爆，然而对于可穿戴/移动医疗企业来说，单纯地向用户销售硬件设备是不够的，更关键的是通过深度挖掘积累的医疗监测大数据，进行商业模式的创新。现在，美国的许多可穿戴/移动医疗企业已经发展出许多新型商业模式，通过向医生、医院、药企或保险公司等部门或个人提供服务，收取费用获得盈利。

例如致力于糖尿病管理的移动医疗企业 WellDoc，通过与医疗保险公司建立合作，帮助对方降低长期的医疗保险支出，并向对方收费来盈利。现在已有两家医疗保险公司希望与 WellDoc 展开合作，为客户缴纳每个月超过 100 美元的"糖尿病管理系统"使用费。

著名的远程心脏监测服务商 CardioNet 则通过向保险公司和科研机构收费来盈利。他们除了为患者提供心脏监测和辅助治疗服务以外，还把监测数据出售给药品和医疗器械科研机构用于研发。

Epocrates 拥有美国首屈一指的移动药物字典，他们主要通过向药企提供广告推广服务和市场调研服务、向医生出售功能更强大的精装豪华版 Epocrates 来盈利。

ZocDoc 免费为患者提供就诊预约服务，通过向希望在预约平台推广自己的医生收费来盈利。

Vocera 帮助大型医院提供高效的通讯解决方案，通过向医院销售软件及硬件产品、提供售后维修服务来盈利。

WellDoc、CardioNet、Epocrates、ZocDoc 和 Vocera 这 5 家在线医疗机构，在全球互联网医疗领域都处于绝对的领先地位，其独特的商业模式在互联网医疗产业中具有很强的借鉴性。关于这 5 家医疗机构的商业模式，我将在下文详细阐述。下面，我重点介绍国内一家在线医疗机构——深圳新元素医疗。

◆ 新元素医疗："1 个医院线上保健中心" + "N 个线下健康小屋"模式

新元素依托大型医院，运用远程健康监测技术，在医院构建在线远程健康监测和专业医生服务的"线上保健中心"，并在医院的服务辐射区域内设立多个健康服务终端——"健康小屋"，运用新元素的远程监测技术，为亚健康群体、慢性病群体、老年人群体等提供专业的健康管理服务。

（1）"线上保健中心"的主要功能

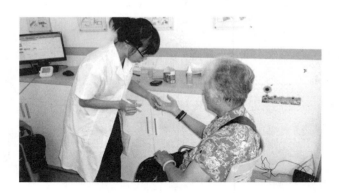

图 2-5　深圳新元素医疗的健康服务终端——"健康小屋"

"线上保健中心"根据收集的用户监测数据为用户建立电子健康档案。当发现用户的某项健康指标异常时，"线上保健中心"会向医生发送报告，后台的医生就会根据报告的信息为患者提供就诊建议。同时，"线上保健中心"还能够结合医生的建议进行统筹计算，挑选出需要优先进行治疗的患者，进而实现患者的自动分诊。

（2）"健康小屋"的主要功能

自助检测功能：社区的"健康小屋"配备了各种健康数据信息采集设备，用户可随时进行血糖、血压、体重、体脂率、心率和精神压力等健康指标的监测。

健康评估与管理：用户还可以在"健康小屋"登录个人的健康空间，使用生活方式评估、健康自检、自助疾病诊断、疾病风险评估等各种评估工具进行健康评估。系统会根据用户的健康评估结果自动生成一份个性化的健康管理方案，包括生活方式管理预方案、运动方案、饮食方案、慢性病管理方案、压力管理方案等。

◆ 医院服务费＋用户服务费＋设备销售

早在 2012 年，新元素医疗的营收就已接近 2 亿元，其收入主要来自以下三方面：

（1）向医院收取服务费：新元素医疗为医院建立医疗服务数据中心，并根据服务的会员数目向医院收取服务费用。当前新元素的客户已经覆盖了包括北京大学深圳医院、深圳市人民医院、南昌大学第一附属医院、北京大学首钢医院、贵州 302 医院等在内的超过 300 家医院。

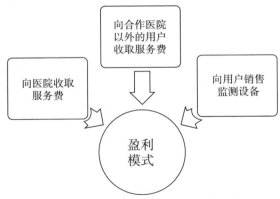

图 2－6　新元素医疗的 3 个主要来源

（2）向合作医院以外的用户收取服务费：合作医院以外的用户也可以每年支付200元费用成为系统会员，接受不限次数的在线健康检测服务。

（3）向用户销售监测设备：新元素的"健康小屋"也是一个便携医疗设备的销售终端，销售的产品包括便携式血压计和血糖仪等设备，能够帮助用户进行随时随地的健康监测。

◆ 可穿戴医疗领域可探索怎样的商业模式

现在，可穿戴医疗设备在技术层面已经有了很多突破，然而大多数产品尚处于实验期或初步推广的阶段，产品的售价也相对偏高，多数厂商都在探索商业模式。寻找健康、可持续、更具增值效益的商业模式成为可穿戴医疗设备企业赢得市场的重中之重。

可穿戴移动医疗领域最大的盈利机会并不在于硬件产品销售，而在于通过硬件提高用户黏性，在于深入挖掘通过硬件积累到的"大数据"进行商业模式的创新。我们认为，可穿戴医疗设备未来可以探索的商业模式包括：

（1）设备销售——向用户收费

在可穿戴设备的产品设计层面除了考虑功能的适用性以外，还应注重产品外观，让可穿戴设备成为时尚人群追逐的热点，让用户获得不同于智能手机的体验，形成对产品的依赖感；厂商还可以针对高端消费群体，用翡翠、白金等名贵材料来制造或点缀可穿戴医疗设备，让可穿戴设备具有奢侈品属性，从而以更高的价格进行销售。

（2）软件销售——向用户收费

可穿戴/移动医疗设备企业可以建立类似于iTunes的健康软件平台，销售基于健康监测数据的健康管理软件，赚取销售利润。

（3）个性化的服务——向用户收费

可穿戴/移动医疗设备厂商可以根据可穿戴设备采集的数据向付费

用户提供个性化的远程服务，例如可以帮助大型医院的医生通过视频为偏远地区的脑瘫患者提供远程的康复指导，可以由健身教练通过视频向减肥者教授个性化的健身课程。

（4）精准的广告投放—向企业收费

可穿戴/移动医疗设备企业可以根据对用户监测的云端"大数据"分析的结果，向用户提出个性化的改善性的治疗和保健建议，帮助相关的医药企业进行精准的广告投放。例如，若监测数据表明用户出现了较长时间的严重失眠，系统就可向用户推荐能够改善睡眠的灵芝胶囊等保健品；如果监测数据显示用户血脂/血糖超标，系统可向用户介绍健身卡或相关的减肥产品。

（5）研发服务—向科研机构收费

可穿戴/移动医疗设备厂商可以学习 CardioNet 的商业模式，充分利用医疗"大数据"，为制药企业、医疗器械企业、院校研究机构、研发外包企业等提供研发的数据支持服务，并收取服务费用。

（6）帮助医院建立数据中心—向医院收费

可穿戴医疗设备厂商可以为医疗机构建立医疗数据服务中心，帮助医院为患者提供远程监测、预约和自动分诊等服务，根据服务的会员数量向医院收取服务费。

（7）医生再教育—向医生收费

可穿戴医疗设备厂商可以通过对个人用户监测积累的大数据进行分析，整合形成医生再教育的内容。未来医生的知识不只是来源于课堂和书本，大数据分析后得到的具有较高应用性的知识对于医生的临床实践具有更大的价值。医生还可以根据自己的需要在大数据平台上发现问题并寻找解决方案，这也将会成为医生自主学习的重要途径。

（8）与保险公司合作 VS 利润分成

李克强总理在 2013 年 8 月召开的国务院常务会议中曾提出，鼓励商业保险机构开展医保服务。在基本医疗保险的支付压力日益增加的背景下，商业保险在医保领域将会有巨大的发展潜力。可穿戴医疗设备企业可以通过与保险公司进行合作锁定更广大的客户群，帮助保险公司降低长期的费用支出，还可以利用采集到的医疗大数据与保险公司合作开发个性化的健康服务和保险产品。

可穿戴医疗设备行业的产业链涵盖了硬件制造、应用开发、运营服务、大数据应用等众多领域。对于传统的医疗器械企业而言，如果能发挥在可穿戴医疗设备技术方面的领先优势和资本优势，积极进行可穿戴医疗的产业链整合（如电子病历联网、应用软件的开发、医疗监测大数据平台建设等），将会获得巨大的发展空间。未来，国内必定会有有实力的医疗器械公司积极地进军可穿戴设备、移动医疗、大数据等新医疗领域。

◎ "互联网医疗＋保险" 的商业模式

在互联网医疗创业团队开创的盈利模式中，有一种途径就有支付方保险公司的参与。要么与健康保险公司合作，成为其中的一项增值服务，从而为保险公司减少保费开支；要么被纳入保险报销的行列，成为保险公司进行用户数据采集的终端入口。

但是很多人认为，目前中国商业健康保险市场发展比较弱，规模也比较小，不足以支撑互联网医疗的发展，因此互联网医疗要通过走保险公司这一条路来实现盈利的话，会遇到很多的障碍。

为了支持健康保险的发展，政府提出了明确的政策导向，注重推动健康保险产品的丰富化，鼓励与基本医疗保险能够相衔接的商业健康保险的发展，并通过政府购买的方式将医疗保障经办服务委托给商业保险机构来办理。因此，从长远来看，政策的导向和推动会使商业保险拥有更广阔的发展空间。

随着互联网在各个领域的渗透，国内的保险公司已经开始顺应局势发展，或者进行自主研发，或者与互联网医疗创业团队合作，如火如荼地开展起数字健康行动来。

◈ 泰康在线

2013 年 12 月 10 日，泰康在线宣布与可穿戴设备制造商咕咚达成合作，联合启动了互动式的保险服务——"活力计划"。在这项服务中，用户只要主动分享自己的运动数据和体验，就可以享受到个性化的保险服务，甚至价格优惠。

之所以启动"活力计划"这一服务活动，目的就是为了鼓励用户将每一次运动的数据记录下来并传至网上。用户可以在享受传统保险提供的经济补偿的基础上，享受到泰康额外为其提供的利益——经常参加运动的客户，可以享受到更优惠的保费。咕咚的用户同时也可以享受到泰康提供的优惠条件。

泰康在线还从用户运动数据出发，结合用户自身特点，为他们推荐优惠的保险资费、礼品馈送等个性化的服务，从而更好地吸引和留住他们。

◈ 大都会人寿

2014 年上半年，大都会人寿与 App 平台"乐动力"展开了合作，对接大都会人寿的"出行保"和"运动意外险"。用户可以使用"乐动力"积分来兑换保险。

"乐动力"是一款能够全天候自动记录用户运动行为的健康类应用

产品，支持骑行、跑步、步行等有氧运动的自动识别和热量计算，以及细颗粒物（PM2.5）吸入量，同时也可以自动生成用户每天的生活轨迹，让用户对自己的生活轨迹可以有一个详细的了解。

此外，"乐动力"还拥有社交的功能，用户可以查看附近使用"乐动力"的人的计步情况，并获知自己的计步排名，也可以对对方进行关注，向对方发送消息。

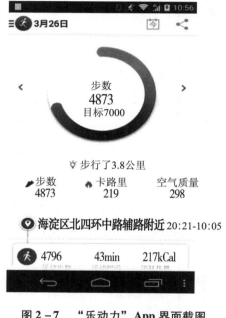

图 2 - 7　"乐动力" App 界面截图

◆ 中英人寿

2014 年 10 月，中英人寿与春雨医生合作，借助微信公众平台为用户提供健康自查以及健康咨询服务。用户可以与春雨医生上的专业医生进行随时随地的对话，咨询一些健康问题。

用户只要绑定或者关注中英人寿官方微信，就可以通过"健康自查"功能查询医生对一些疾病和症状的分析以及有效的建议。同时，用户也可以利用"健康咨询"功能与医生在线交流，从而获得专业的指导和意见。

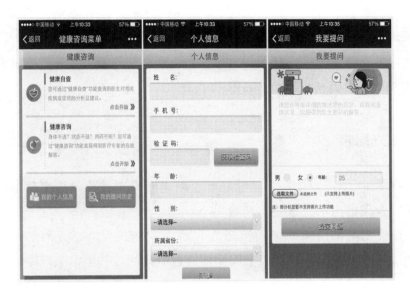

图 2 - 8　中英人寿微信公众号与春雨平台的对接

◆ **平安保险**

2014 年 10 月，平安保险推出了一款健康医疗 App——"平安健康管家"。这款 App 一共包括五个模块的服务项目，分别是看名医、问疾病、收资讯、逛社区以及测健康。

"平安健康管家"以名医问诊和家庭医生作为主要的经营理念，并面向广大用户推出了富有特色的私人健康顾问和名医即时在线咨询服务，旨在为用户提供极具个性化的私人医生服务，从平常的健康咨询到就医问诊等服务都可以在 App 中获得。此外，"平安健康管家"还可以根据用户的具体状况提供个性化的健康管理方案，并通过发出提醒的方式鼓励用户养成良好的健康生活习惯。

"平安健康管家"还会每周推出"名医来了"一系列的问诊活动，

将国内三甲医院的医生邀请到平台上与用户进行交流，为用户答疑解惑。

"平安健康管家"除了为用户提供在线健康咨询服务外，还与宝莱特医药科技股份有限公司进行了合作，共同研发儿童智能温度计产品。宝莱特主要负责硬件的开发和生产工作，而平安健康主要是开发配套手机端 App 和会员特权，负责产品和会员的运营。

◆ 阳光财险

在 2014 年"双十一"来临之际，阳光财险正式与天猫医药馆和淘宝保险合作推出了"天猫医药险"。

阳光财险推出的"天猫医药险"是一款新式保险，开创了一种全程在线医疗模式。用户可以全天候地通过电话的方式咨询医疗专家，并根据医生的建议去天猫医药馆选购相应的药品。用户在收到药品后会获得保险公司的全额购药费用理赔，同时还可以获得重大疾病的保障。保险公司会直接赔付药款，但是保险公司对保险收益人提出了一定的限制，只有年龄在 18~45 岁的群体才有资格成为保险受益人。

阳光财险推出的天猫医药险售价为 100 元/份，每人限购 10 份，用户在购买天猫医药险之后可以享受到四重保障：

★ 一年全天候电话咨询服务：用户可以随时随地向医生咨询健康问题；

★ 90 元的购药额度：每年用户都有 90 元的购药额度，可以在天猫医药馆全场使用；

★ 支付宝钱包在线理赔服务：用户在享受保险公司的理赔服务的时候可以选择使用支付宝钱包；

★ 按照用户性别不同提供突发急性身故保险、重大疾病保险和肺癌疾病保险，同时还为女性专门设有一份特定的手术津贴。

此外，电话咨询医生只是作为一种理赔的参考，用户不通过电话咨询，直接到天猫医药馆选购药品也可以获得理赔。在 72 小时之内，理赔的药款就会到达用户的支付宝账户中。

◆ **国外保险案例**

美国的很多健康保险公司已经开始向用户免费提供一些可穿戴医疗设备，用户虽然可以免费使用，但是需要将采集的数据交给保险公司，并将其作为保险公司调整保费的参考和依据。在欧洲，保险公司会购买手环等可穿戴设备送给用户，对用户的身体状况进行实时的监控。当发现用户的体征数据发生异常的时候就及时为他们提供一些健康建议，从而减少他们看病、吃药、就医的次数，降低保险公司赔付的金额。

（1）UnitedHealth Group

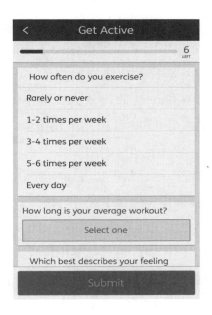

图 2 - 9　**HumanaVitality 界面**

联合健康集团（UnitedHealth Group）是一家多元化的健康和福利公司，也是美国著名的医疗保险公司，致力于提升用户的健康和福利水平。2013 年 6 月，联合健康集团与心脏监测服务提供商 CardioNet 达成合作协议，UnitedHealth Group 从 CardioNet 中购买大量的产品，并利用这些产品为其医保客户造福。

之后，联合健康集团在市场上推出了一款 Health4Me 移动应用程序，这款应用程序拥有人体活动和生物学指标追踪的功能，可以对用户的运动和健康数据进行跟踪。2014 年 9 月，联合健康集团又与著名的婴幼儿食品生产商 Humana 进行了合作，与苹果公司达成协议，在其 iOS 8 的 HealthKit 平台上推出相关的服务项目。

作为合作方的 Humana 也推出了一款移动应用程序——HumanaVitality，可以与 Fitbit、Garmin 和耐克研发的健康和运动跟踪系统设备实现连接，并对人体的健康和运动数据进行跟踪。

（2）Oscar

Oscar 是纽约一家专注于个人健康保险工作的创业型公司。美国在出台了《患者保护与平价医疗法案》之后，医疗保险领域看到了曙光，风投机构 Thrive Capital 的投资人 Josh Kushner 认为这正是变革的最佳时机，于是融资 4000 万美元组建团队，成立了健康医疗保险机构 Oscar。

Oscar 从年收入状况、婚姻状况以及子女数量方面入手对用户人群进行了细分，并根据具体情况提供了相应的医保计划，医保计划细分到了每个月。Oscar 为用户提供的保障有咨询、问诊、疾病预防以及用药等内容。对于每一种医保计划，用户都要按月缴纳医保费用，此外用户还需要缴纳一次性的医疗准备金，预支实际的医疗费用。

一般情况下，用户预支的医疗费用越高，每个月缴纳的医保费用也就越少。Oscar 还设有远程健康服务的功能，提供远程服务的按钮，用户只要一按键，在 7 分钟之内就可以获得医生提供的远程医疗服务。虽然做远程医疗服务的公司不止 Oscar 一家，但是相对于其他公司，Oscar 为用户提供了更加人性化的远程医疗服务，并且在服务的过程中始终以用户为中心，致力于满足用户的需求。

（3）国际医疗保险公司 CIGNA

CIGNA 是全球著名的高端医疗保险公司之一，在 2013 年与三星达成合作协议。CIGNA 利用三星 S Health 应用软件发布与健康有关的文章和相关的建议，将个人、医生、医院以及护理人员连接起来，推动医疗健康水平的提升。双方的合作使得 CIGNA 可以利用三星优质的移动医疗资源来促进医疗健康服务水平的提高。

（4）Wellpoint

Wellpoint 公司是美国最大的健康保险公司，在美国拥有超过 3500 万的被保险人，是美国拥有被保险人最多的公司。公司的目标就是改善客户的生命质量、提高整体的健康水平，通过对健康医疗计划和相关的服务进行整合，为用户提供医疗保障解决方案。

Wellpoint 可以利用可穿戴设备监测和收集大数据。2014 年 Wellpoint 在医疗服务中开始使用 IBM 的超级计算机"Watson"，为医生进行疾病诊断提供帮助，服务的人次已经超过了 7000 万。

举个例子来说，关于癌症药物治疗方案的制订，按照现今的发展来看可能需要一个月甚至是更长的时间。而有了 Watson 认知计算技术的支持，未来这个周期可能只需要一天，同时还会提升治疗方案的有效性，提高癌症的治愈率。

因此，健康医疗类商业保险公司实现盈利的根本就在于计算概率和对风险进行评估。对保险公司而言，挖掘大数据的价值就在于可以对用户患病的概率进行更准确的判断，从而及时提醒用户注意自身的身体状况，降低用户患病的概率，从而降低保险理赔的金额。在支付同样多保费的前提下，如果能利用互联网医疗创新手段对用户进行更全面、更专业的监测，就可以有效降低用户患病的概率，或者能及时发现疾病症状，将病症控制在合理的范围之内。这样一来用户的诊治金额就会降低，保险公司的理赔金额也会下降，保险公司将会获得更多的利润空间。

相对于国内的保险公司，国外的保险公司已经开始在互联网医疗中发挥功效，比如可以为患者看病埋单，患者使用慢性病 App 可以降低病情加重的概率。它们不仅可以让患者收获更多的福利和保护，自己也可以从中受益，对于健康类 App 的开发者来说也找到了愿意付钱的人。

从国内来看，涉足互联网医疗领域的保险公司还比较少，涉足的时间也比较短，而且很多保险公司都将互联网医疗视为一种销售渠道或者是通过推动互联网医疗的发展来增加用户对保险产品的忠诚度和黏性。未来，互联网医疗领域还有更多的价值有待保险公司去发掘。

◎ 在线问诊：远程医疗模式

随着科技的持续进步以及消费者需求的不断升级，医疗健康服务市场逐渐被重塑，各种创新型的商业模式屡见不鲜、层出不穷。虽然还没有出现确定成功的成熟模式，但是这些创新的尝试已经开始对整个行业产生越来越明显的影响，医疗健康服务的未来必将从它们之中产生。

◆ 在线问诊的价值空间有多大

远程健康服务产业是医疗健康服务的重要细分市场，近年来发展十分迅速，预计到 2018 年该领域市场规模将达到 19 亿美元。迅猛的发展势头引起了资本市场的热切关注，远程医疗成为医疗健康市场的吸金能手，仅 2014 年第三季度，就成功吸引了来自各风投机构的注资共计 1.72 亿美元。

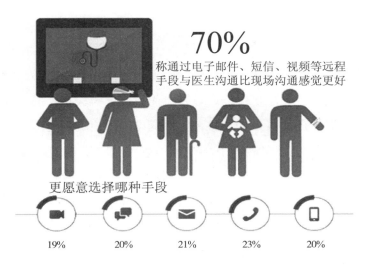

70%

称通过电子邮件、短信、视频等远程手段与医生沟通比现场沟通感觉更好

更愿意选择哪种手段

19%　　20%　　21%　　23%　　20%

资料来源：动脉网。

图 2 – 10　针对健康服务手段受欢迎度的调查

在线问诊是远程健康服务行业的新兴模式。凭借实时、便捷、廉价的服务，在线问诊很快就得到了众多用户的接纳。在一项 2013 年的全美调查中，高达七成的用户认为在线问诊比线下传统问诊感觉更好。

在我国医疗健康服务市场，由于传统门诊体系本身存在着多项严重问题，所以在线问诊的优势更加明显。

传统门诊体系中，不同地区、不同医疗机构之间医疗资源分配严重不均。一、二线城市的大医院聚集了全国最好的医疗资源，而广大的乡镇、农村地区则资源严重匮乏。病人在选择医疗机构时努力向大医院集中，有条件的病患即使小病症也要占用优质的医疗资源，而农村地区的病患无处看诊。于是就造成了一方面大医院存在着严重的门诊拥挤，一方面非核心医疗机构面临着病患不足的尴尬，医生资源利用率非常低。

而且，门诊有固定的上班时间，病人就诊需要从家中赶到医院，还受到交通与距离的限制。

由于以上种种原因，人们对去医院就诊这件事情比较排斥，他们觉得为一点小毛病不值得跑去医院排队，费时费力最后只得到五分钟的问诊。持这类观点的人群大概占到社会总人口的 95.2%，这类人群不愿意去医院就诊，不代表他们不想要解决身体的不适，所以他们都将成为在线问诊的潜在用户。在去医院就诊的人群中，不需要现场治疗的比例高达七成，这七成病患也可以通过在线问诊服务解决自己的问题。

随着互联网的发展，提供各种健康资讯的渠道越来越多，大量的健康理论充斥于人们的生活之中，然而哪些可信、哪些虚假人们难以分辨，有些健康资讯甚至只是健康产品的广告。一方面大量虚假信息泛滥，一方面人们对可靠的网络健康信息需求强烈。在这种情况下，可信赖的、便捷的医疗健康信息渠道建设势在必行，它们可以只是提供健康建议，而不需要进行专业的医学治疗。

在线问诊模式就在这样的背景下应运而生。在这种模式下，用户得到的医疗健康建议全部来源于专业的医学人员，具有很高的可信度，再加上平台自身的公信力，更能成功满足大部分用户对健康信息的需求。

◆ 在线问诊的盈利模式有哪些

作为一种新兴的医疗健康服务模式，在线问诊平台没有成功的经验可以借鉴，大部分初创公司都还在摸索可能的盈利模式。有些平台主要通过向用户或者雇主收费来实现盈利，也可以通过数据价值的进一步挖掘，以及将线上用户引流到线下合作的医院或者药店来获取利润。

（1）面向病患收费

面向病患收费是在线问诊最常用也是最直接的盈利方式，无论哪种类型的在线问诊平台，都有采用这种方式成功盈利的先例，具体包括单次服务收费和包月收费两种收费模式。不同的平台收费标准不同，一般来说视频问诊收费稍贵，通过文字信息咨询的轻问诊收费稍低。

有的平台根据不同的服务主体设置了不同等级的收费级别，比如美国轻问诊平台 DoctorSpring 就提供了三个等级的收费标准；全科医生服务

收费 18 美元，专科医生在线问答收费 35 美元，四个医生一起会诊则收费
180 美元。

不过，由于各国医疗体制不同，国内在线问诊平台无法照搬欧美市
场的成功模式。在美国医疗行业，问诊费用普遍较高，问诊收入是医生
收入的重要来源，因而在线问诊收费具有很大的成本优势；而我国医疗
机构问诊收费并不高，所以网上平台并不会显得收费低廉。国内在线问
诊的优势在于能够为用户提供更好的就诊体验，用户不再受限于时间、
地点，也不需要排队挂号，提出的问题很快就会得到回应。

对于医生群体而言，在医院里提供问诊服务所带来的经济收益微乎
其微。按照最普遍的标准，普通医生一次问诊收费 5 元，其中大部分归
为医院的收入，最终进入医生个人口袋的只有 0.5 元。而医生在线提供的
问诊服务，其收入全归医生个人所得，因而在线问诊平台能够成功吸引
医生入驻。

很多在线问诊平台在开始的时候对用户完全免费，等到用户数量积
累到一定的规模，再通过更专业的服务开通付费模式。届时，基础的问
答服务仍然保持免费，以此吸引更多的用户加入平台，而更为专业和复
杂的问题则需要转向付费服务或者导流入线下医疗机构才能解决。如果
用户对时效性要求较高，需要针对性的互动服务，往往就会选择付费的
在线服务。

起步于问答网站的 HealthTap 是一家提供全程医疗服务的网站，从
症状咨询到诊断和处方开具全部包括在内。这家为用户免费提供 7×24
小时远程问诊服务的网站已经汇聚了超过 6300 位医生、1 亿用户，回
答问题超过 19 亿人次，吸引了超过 3830 万美元的融资。

HealthTap 从免费的在线问诊服务切入远程医疗市场，在 2012 年推
出了小额付费的即时医疗咨询服务，对第一条问题收费 9.9 美元，第二
条收费 4.9 美元，之后追加的提问不再收费。用户最多花费十几美元就
可以得到实时的、随时随地的虚拟诊疗服务。用户与医生的每一次交流

都会被自动存储到健康记录中，供用户和医生随时查阅。

2014 年，HealthTap 推出了收费服务 Prime，每月收取 99 美元的包月费用，为用户提供包括视频问诊在内的远程医疗服务。用户可以向医生发送文档，可以看到医生推荐的其他医疗应用。另外，Prime 还给用户提供与各自的健康记录匹配的信息流，比如关于某种疾病的文章、医生回复等。

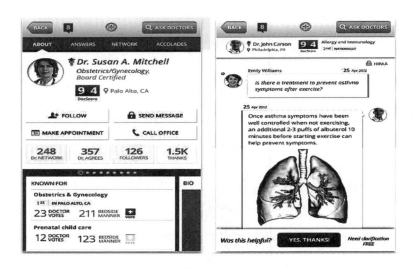

图 2 –11　HealthTap 的界面

国内的春雨掌上医生也是成功结合了免费、付费模式的平台。春雨医生在创立之初向所有用户提供免费的轻问诊服务，2012 年 9 月之后推出了收费诊疗服务，按照不同的服务医生资质设置了 6 元、12 元和 25 元三个收费等级，收取的费用划入服务医生的账户。用户可以自主选择不同等级的服务，也可以继续选择免费的轻问诊服务。该模式开通三个月内，春雨平台的医生群体就得到了总共 25 万元的收入。

2014 年，春雨医生升级了原有的收费模式，开通会员制度。用户只要支付每月 8 元的会费，就可以不限次数地进行在线问诊，半小时之内就可以得到在二甲级以上医院任职的医生的专业回复。会员制度开通以后，5%的用户开通了会员资格。

（2）B2B 雇主付费

向用户收费是最常见的收费模式，除此之外，有些平台的收费模式是向雇主收费。雇主是购买医疗保险的主体，尤其在欧美地区，医疗保险和其他相关的健康服务已经成为基本的员工福利。基于此，很多在线问诊平台将自己的客户定位于雇主群体，向这类群体售卖在线问诊服务。

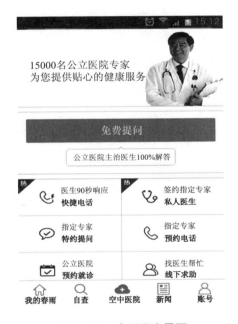

图 2-12　春雨医生界面

美国有22%的雇主已经购买了远程医疗服务提供给自己企业的员工，37%的雇主有购买远程医疗服务的计划。截至2014年初，直接或间接从在线医疗平台处购买远程医疗服务的雇主已经多达数百人，这项服务为雇主们节省的医疗支出超过60亿美元。

雇主付费模式的成功，其前提之一就是这项服务能够纳入国家医保体系。而在国内市场，医保机构并没有参与远程医疗服务体系，因而雇主付费模式很难得到推广，只有很少的雇主愿意为员工的远程医疗服务埋单。在这种背景下，在线问诊平台若要发展雇主付费模式，只能选择与保险公司合作，将服务内容整合到保险产品之中。这样，雇主在购买健康保险的时候就自动购买了远程医疗服务。

2012 年 2 月成立于纽约的 Sherpaa 是一家提供在线医疗服务的初创公司，这家公司在创立之初就采取了雇主收费模式。雇主每月向 Sherpaa 支付固定的包月费用，员工就可以得到 Sherpaa 提供的 24 小时远程医疗服务。这项服务能够大大降低雇主在医疗保险方面的支出，以每个人 50 美元的服务为例，每年可以为一个十人规模的公司节省 1.5 万美元。公司规模越大，节省的医疗支出就越多。

全球最大的轻博客网站 Tumblr 成为 Sherpaa 的首个客户，为超过九成的员工购买了 Sherpaa 提供的远程医疗服务。截至 2014 年 8 月，从 Sherpaa 公司购买医疗服务的企业已经有七十多家。

2013 年底，刚成立不久的视频问诊公司 Doctor On Demand 获得了 300 万美元种子投资；2014 年 8 月又完成了 2100 万美元的 A 轮融资，同时签下了美国最大的有线电视、宽带网络及 IP 电话服务供应商 Comcast，为其 12.6 万员工提供视频问诊服务。

（3）挖掘数据价值

随着大数据技术的发展，数据已经成为越来越重要的商业资源。通过与医疗服务相结合，进一步挖掘数据的价值，成为在线医疗服务发展的新方向。比如与药厂合作，可以提高新药研发效率；与医疗机构合作，能够改善临床疗效，筛选出更有效的治疗手段等。在线问诊平台拥有大量的用户，长期下来积累的用户健康数据规模巨大，如果方法得当，很可能会从这些大数据之中挖掘出巨大的经济价值。

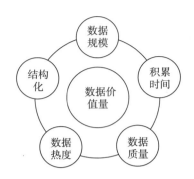

图 2 – 13　在线问诊数据价值量的影响因素

在挖掘数据价值的具体操作上，在线平台要注意数据的结构化、规模、质量水平、热点以及数据的时间沉淀等关键点。

首先，需要对数据进行认真的结构化处理，这样处理后的数据价值更高，分析起来也更为容易。具体而言，就是在线平台提供健康管理工具给用户使用，通过该工具清晰地记录用户的健康信息，并且将用户每次问诊的内容关联在一起。这样就将每个用户的健康数据结构化，便于进一步的分析处理，同时用户也得到了更好的使用体验。

其次，数据规模也是影响数据价值挖掘的重要因素。只有海量的数据累积，才能够进行大数据分析，从中挖掘出有价值的信息。这就要求平台必须拥有一定的用户规模，每天能够增加大量的用户数据。如果不能满足这样的条件，平台就无所谓挖掘数据价值了。

再次，数据的价值要依靠时间来成就。只有长期的数据积累，才能清晰地反映出病症的治疗过程，这样的数据对于该病症的研究才更有价值。因此，初创公司很难从数据中实现价值变现。积累的时间越长，数据越多，公司能够从数据中挖掘到的价值也就越大。

最后，除了数据的规模之外，数据的价值高低还主要依赖于数据的质量。同等规模下，高质量的数据显然拥有更高的价值。数据质量的高低主要取决于数据产生的模式。一般而言，付费模式下产生的数据价值比较高，因为购买付费服务的用户通常会比较认真严肃地对待问题，而免费模式下用户就可能比较随便，以至于生成大量的干扰信息。

一般而言，热点数据更具价值。比如 PatientsLikeMe 就汇聚了很多患有罕见病的用户，这些用户在网站上填写的健康日志以及相互之间的诊疗交流生成的数据对于这些病症的疗法改进以及药物的研发具有十分重要的意义。对于药厂而言，治疗罕见病的药品往往会成为企业的重要创收来源，因而这类药物通常是企业的研发热点，这些数据就更有价值了。

在挖掘数据价值方面，PatientsLikeMe 是在线问诊领域的佼佼者。成立于 2004 年的 PatientsLikeMe 其实是一家社交平台，不过这家平台的用户全部为病患。经历十余年的发展，已有 20 多万用户在这里分享了超过 1800 种疾病的诊疗经验，几乎所有的用户都能够在这里找到同病相怜的病友，每一种疾病都可以找到成百上千个患者以及所有患者曾经或者正在采用的治疗方案，包括哪种药物疗效很好，哪种药物会产生副作用等。

2010 年，PatientsLikeMe 开始将网站上积累的数据出卖给包括默沙东、诺华等在内的各大药企以及医药研究机构，用于研发效果更好的药物和医疗设备，通过这种方式实现了盈利。2014 年 4 月，PatientsLikeMe 与药企的合作更进了一步，将网站全部的数据库开放给生物技术制药公司基因泰克，此次合作范围之大、合作程度之深开创了业内先河。

在出售数据时，PatientsLikeMe 非常注意规避用户的隐私，将所有数据经过匿名处理之后才会出售。对于用户，网站也明确告知其数据的具体使用情况，包括卖给了哪家公司，具体用于什么用途等。

（4）导医导药

通过与线下实体医疗机构和药店的合作，将线上平台的用户引流到线下的合作机构，以促进线下销售来实现平台自身的盈利，是国内在线问诊初创公司经常采取的盈利模式。用户在线上平台完成问诊之后，通常会去药店购买对应的药品或者去医院进行深入的诊治，这就是生成导医导药模式的基础。

导医就是将需要去医院进行深入诊疗的用户导流到合作的医疗机构，在线问诊平台根据导入的流量向医院收取一定比例的佣金。然而这种模式实施起来存在着很大的风险，资质高的医院已经人满为患，并不缺少病人，所以没有导流需求；而需要网站导流的医院往往资质较差，用户不愿意去。

这种尴尬的情况是由国家医疗资源分配不均而造成的，随着新一轮的医疗改革逐层推进，这种情况将逐渐得到改善。医疗资源将得到重新分配，民营医疗力量逐渐崛起，外资医疗机构也将进入国内医疗市场，病患对医疗机构的选择标准也将随之改变。到那个时候，在线问诊平台将会迎来导医模式的春天，更多的民营、私营医疗机构会借助在线平台成就自己的品牌。

导药就是将具有购药需求的在线用户就近导流到合作的药店或者药房，甚至直接导流到药店的在线销售平台，然后由药店送药上门，在线问诊平台则根据导流量或者用户在药店的消费情况抽取佣金。这种模式成功的关键在于平台对药店资源的整合情况，如果平台整合了足够多的药店，就很容易实现盈利。

2014 年 9 月，在线问诊平台春雨医生与好药师网上药店展开了合作。春雨医生将自身平台的用户导流到好药师网上药店，用户在好药师下单后，好药师负责订单的就近配送，由距离客户最近的线下药店将用户购买的药品送到用户手中，打通移动药品销售最后一公里。

导药模式虽然不存在资源错位，但是仍然存在着一些问题。虚假的网上医药广告破坏了整个市场的环境，使得消费者对网络医疗广告很难信任，涉及购买更是抱着强烈的怀疑态度。另外，由于受到国内医药监

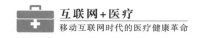
管制度的制约，药品的网上销售发展非常缓慢，这也限制了在线问诊平台的导药模式发展。

◎ 5 种商业模式的较量

近两年在线医疗市场异常火爆，国内的各大互联网巨头都在积极地布局在线医疗。然而医疗行业的互联网化改造必定是一个长期的过程。

从长远来看，在线医疗成功的关键并不在于谁能更快地吸引更多的用户，而要看谁能提供更优质的在线医疗服务。这背后既有医疗机构、医生等资源的比拼，也有商业模式的较量。下面我们就看一下 5 家比较成功的在线医疗机构的商业模式。

◆ WellDoc 糖尿病管理：向保险公司收费

WellDoc 是专业提供手机和云端的糖尿病管理服务平台，他们与保险公司展开合作，共同为糖尿病患者提供在线管理服务。

患者可以使用 WellDoc 提供的健康应用软件更加便捷地采集和存储自己的血糖值、饮食和用药方案等信息，相关的信息既可以手动输入设备中，也可以通过把设备直接与血糖仪进行无线连接来获取。云端会为用户提供个性化的反馈和建议。例如，系统收集的信息显示患者晚餐后血糖值偏低，糖尿病管理系统就会为患者提供建议食用的最佳食品或者建议对用药剂量进行科学的调整。

糖尿病管理系统在对患者现有的血糖值波动、用药剂量和每餐糖分摄入量等数据进行分析后，就会向医护人员发送诊断意见，医护人员就可以酌情调整患者的治疗方案。

WellDoc 的糖尿病管理系统已通过了 FDA 的审批，而且大量的临床试验也充分证实了该系统的治疗效用和经济价值。

WellDoc 的盈利模式是向合作的保险公司收取费用，由于 WellDoc 的糖尿病管理系统能够帮助医疗保险公司减少费用支出，并且在报销上获得了与药品一样的地位，现在已经有两家医疗保险公司表示，只要用户的医生建议用户使用这一系统，他们愿意为自己的客户支付每个月超过 100 美元的糖尿病管理系统的使用费用。

WellDoc 在 2013 年 6 月推出的手机健康应用 BlueStar 赢得了来爱德、福特等众多世界 500 强企业的认可。他们认为 BlueStar 对于维护企业员工的健康是非常有价值的，并宣布要把 BlueStar 列入企业的员工处方药福利计划中，他们相信这一举措会帮助企业降低长期的医疗费用支出。

◆ CardioNet（BEAT）心脏监测：向保险公司和研发机构收费

CardioNet 不只是一家移动心脏监测设备的制造商，更是一家心脏监测服务提供商。该公司的主要产品——移动心脏门诊遥测（MCOT™），能够通过传感器为患者提供全天 24 小时的心脏数据实时监测服务，并把监测数据实时发送到患者的随身监控器。当监控器监测到患者的心律异常时，会自动把患者的心电图传输到宾州或加州的 CardioNet 监测中心。监测中心随时都有心脏监测专家进行数据分析，一旦专家发现异常情况就可进行及时的诊治。

截至目前，MCOT 方案诊断出的患者已经超过 20 万人，其中 41% 的患者诊断出了以前没有发现的严重心脏问题。

另外，在现实的医疗应用中，CardioNet 还表现出了以下优势：

★ 诊断率高：在采用其他的诊断方法没有诊断成功的患者中，有 53% 的人通过 CardioNet 成功地诊断了心律不齐。

★ 紧急报警及时：在 CardioNet 的使用者中，有 20% 到 30% 的患者发病后使用了紧急报警系统而获得了及时的治疗。

★ 辅助诊断功能强大：CardioNet 系统提供的建议帮助医生为高达 67% 的患者调整了治疗方案，实现了更好的治疗效果。

当前，CardioNet 主要通过向医疗保险公司和医学研发机构收费来盈利。该企业 2012 年的营收为 1.1 亿美元，其中有 9360 万美元来自用户服务（主要是由 Medicare 和医疗保险公司支付），另有 830 万美元是由研发服务创造的。

（1）通过医疗保险公司锁定用户

CardioNet 的心脏监测系统能够帮助保险公司有效地降低长期整体费用支出，因而获得了保险公司的青睐。2013 年 6 月 10 日，CardioNet 与美国联合健康保险公司成功签订了为期 3 年的合作协议。按照协议，CardioNet 将为美国联合健康保险公司的所有医保客户提供服务，这项合作让 CardioNet 锁定了超过 7000 万的用户。双方签署的合作协议包括了 CardioNet 全部的监测产品以及后端的技术服务。而相对于联邦医疗保险更高的报销比例，使这项协议对医保客户产生了很大的激励作用。这一合作使得投资者更加认识到可穿戴医疗设备巨大的投资升值空间，双方合作的消息公开后，CardioNet 的股价暴涨了 330%。

（2）监测数据可以为科研机构的研发活动提供数据支持

CardioNet 的监控中心能够汇集海量的监测数据，而这些数据对于药品和医疗器械的研发机构具有重要的价值。当前，CardioNet 主要向制药企业、医疗器械制造企业、院校研究机构、医药研发外包服务企业等客户提供数据监测采集、数据分析处理、监测设备租赁和临床实验管理等科研服务。

◆ Epocrates 移动药物字典：向药企和医生收费

Epocrates 是全球首家成功上市的提供移动医疗服务的公司，该公司拥有美国排名第一的移动药物字典，能够提供数以千计的处方药和非处方药信息，包括药物效果、用药方法、毒副作用、药物的相互作用、药品价格、医保信息等。移动字典应用软件能够帮助医生进行处方决策，从而提高医疗人员的工作效率与患者的满意度，该应用软件能够在安卓、苹果、黑莓等美国大部分的手机平台上使用。2012 年，Epocrates 的移动字典服务覆盖了包括 33 万医生在内超过 100 万的医疗人员，服务的医生数目超过了美国医生总数的一半。

Epocrates 通过向制药企业和医疗人员收费来实现盈利。2012 年，该公司的营收接近 1.2 亿美元，其中有 80% 来自制药企业（广告服务占 60%，市场调研服务占 20%），为医生提供的软件服务则创造了另外 20% 的营业收入。

（1）为制药企业提供广告和市场调研服务

Epocrates 利用其在医疗行业广泛的网络资源，向制药企业提供精准的广告推广和市场调研支持服务。Epocrates 的客户包括全球前 20 位的药企以及好几百家小型药企。Epocrates 主要提供的服务有：①DocAlert 信息推送服务：向医生推送药品审批、诊疗指南、临床实验数据、处方规定变更等短信息，让药企和医生能够保持临床信息上的实时沟通。②网络推广服务：制药企业可以通过赞助 Epocrates 的医生免费再教育项目（EssentialPoints），提供与本企业相关的 2 ~ 7 分钟的医生免费再教育内容，并且赞助企业能够选择向指定的医生推送相关的内容。③市场调研支持服务：Epocrates 可以帮助制药企业或医药市场研究机构对他们选择的特定地区、科室、年龄和从业年限的医生开展市场调研活动。

（2）向医生出售精装豪华版 Epocrates 产品

普通版的 Epocrates 不收取费用，而其精装豪华版每年要收取 160 美元的费用。精装豪华版 Epocrates 不仅具备普通版的全部功能，还可以为医生提供诊疗指南、电子处方集、实验室诊断项目费用和参考值、ICD－9 代码等功能和服务。

◆ ZocDoc 预约平台：向医生收费

美国医生非常短缺，现在约存在 13000 人的缺口，因而患者的预约等待通常比较长。MerrittHawkins2009 年的研究数据显示：美国纽约地区的预约等待时间平均是 19 天，而波士顿地区的患者要等待 49 天。与此同时，还有 14% 到 42% 已经成功预约的患者在接近预约时间时取消了预约或者直接放弃就诊，造成了严重的医疗资源浪费。

ZocDoc 的出现正是为了解决这一问题。患者通过手机登录 ZocDoc 平台，选择自己的就诊需求（如预约心内科医生），平台就会根据患者的家庭住址、预约科室、就诊情况、使用的语言、保险类别与系统存储的医生资料、工作日程表等信息进行匹配，为患者建议最合适的医生。患者也可以通过平台查看其他患者对医生的评价，选择自己认为合适的医生并确定就诊时间。临近就诊时，ZocDoc 会给预约患者发送信息，提醒患者注意不要错过就诊时间。2013 年，ZocDoc 的用户预约量增长了两倍，移动终端的用户预约量更是增长了五倍。现在，ZocDoc 的服务覆盖了 1800 个城镇，每个月的预约人数达到了 250 万。

ZocDoc 对患者是不收取任何费用的，主要是以向医生收取推广费的方式盈利。所有希望把自己的名字列入 ZocDoc 平台的医生，每个月都需要缴纳 300 美元的费用。ZocDoc 的商业模式赢得了多家风险投资机构的认可，该公司当前引入的投资总额接近 1 亿美元，其中包括俄罗斯风投公司 DST 投资的 5000 万美元、高盛（GoldmanSachs）投资的

2500 万美元等。

◆ Vocera 医院移动通信：向医院收费

Vocera 通信（VCRA）是一家专业为大型医院提供快速、有效的通信解决方案的公司。

现在很多医院的规模都在不断扩大，怎样提高医院的通信效率，以更加高效地应对各种紧急突发事件，成为一个亟须解决的重要问题。Vocera 专门面向医院研发了更加适应医护工作需求的移动通信解决方案。Vocera 主打的产品是一款能够让医护人员卡在胸前或挂在脖子上的设备，这一设备可以随时对讲、接发短信或设置提醒，替代了医院此前的以 BP 机为主的通信系统。

Vocera 的产品是根据医院的特殊环境和医护人员在工作中可能出现的各种实际的通信需求来设计的，该产品主要有以下优势：

★ 小型化，可随身携带：医生可以把 Vocera 像胸牌一样卡在胸前，医生在使用 Vocera 讲话的同时双手还能进行别的操作。

★ 免提功能：医护人员可通过语音识别进行沟通，不需要拨打电话号码。例如当医院的护理人员发现患者出现呼吸困难的情况时，只需立即呼叫"CallRespiratory"，呼吸治疗师就会快速地赶到病房。

★ 能够同时呼叫多个人：当患者发生紧急状况时，护士可立即连续呼叫多名医护人员，医院的急救小组就会在规定时间内赶到病房。

★ 能够与其他电子设备兼容：Vocera 能够与病房的报警系统进行连接。如果患者突然起身，护士的 Vocera 就会报警，护士会立即赶到病房防止患者摔伤。Vocera 能够与医院的心电监控系统连接起来，如果患者的生理指标或心电图出现异常，医护人员就会通过 Vocera 得到及时的警报。

Vocera 主要是通过向医院收费来盈利的。2012 年，Vocera 共拥有包括大中型医院、小型诊所、养老机构和手术中心在内的 875 个医疗机构客户，其中有 775 家在美国本土。2012 年，Vocera 的营业收入约为 1 亿美元，主要来自对医院的 Vocera 硬件和软件销售收入，还包括提供售后维修保养服务的费用。2012 年，Vocera 成功上市，现在的市值为 4.6 亿美元。

【商业案例】 Zipnosis：开启远程医疗新模式

2010 年成立于美国明尼苏达州的 Zipnosis 公司是一家提供异步远程医疗服务的移动在线诊疗公司，针对普通疾病提供在线诊疗和开药服务。Zipnosis 提供的服务主要通过在线软件来完成，比如电子邮件以及各种聊天工具等，不支持视频、电话等同步沟通，提供的服务为非同步模式，开启了远程医疗新模式。

该公司曾获得了总额为 130 万美元的种子投资，2015 年初又获得了合作多年的、当地最大的医院集团 Fairview Health 的战略投资。

◆ Zipnosis 的商业模式

生活中难免会遇到小病小痛的困扰，这时候人们往往直接去药店买药治疗，然而自己选择的药品不一定对症，去医院就诊又十分麻烦，需要请假、排队、挂号等，Zipnosis 的出现就为处于这种情况中的人们提供了更好的选择。

Zipnosis 系统涵盖了感冒、过敏等 24 种有明确诊断标准的普通疾病，每一种疾病对应着几套专业人士设计的问卷，用户只要根据自己的症状填写一套问卷，就可以在一小时之内收到本地医生开具的诊断和处方，以及一份详细的保健方案。整项服务只需要花费 25 美元，与去医院就诊的费用相比，Zipnosis 平均为每位用户节省了 92 美元。如果用户被诊断出紧急病症，Zipnosis 会立刻通知用户前往医院，也不会对本次服务收费。

医生通过 Zipnosis 完成一次诊疗只需要几分钟，甚至不需要占用工作时间就增加了一份收入，同时大大提高了医院的诊疗效率。与 Zipnosis 合作之后，Fairview Health 集团的诊疗效率提高了 20 倍。

表面上看，Zipnosis 模式存在着很多缺憾。比如服务不同步，服务时间局限于早 7 点到晚上 11 点，服务范围局限于 24 种普通疾病，甚至用户范围也受到局限——仅面对明尼苏达州当地的居民开放。这些限制都是由于医疗行业对线下医生的依赖，医生不仅是为病人提供医疗服务的主体，同时也决定着医疗服务的水平，担负着医疗服务的风险。通过与线下医疗资源的对接，有线下就医需求的用户可以立刻获得线下服务。

另外，似乎这种商业模式受限太多、范围太窄，对线下资源依赖太严重，发展速度会很慢，所有这些并不符合互联网流量经济的标准。然而，Zipnosis 却取得了很好的发展，究其原因，在于这种模式恰恰符合医疗行业的特性。

◆ Fairview Health 为何看中 Zipnosis

拥有 7 家医院、40 多个全科诊所、30 多家独立药房的 Fairview Health 医院集团，是明尼苏达州医疗系统中的"巨无霸"。然而，这样规模庞大的医院集团却战略投资了名不见经传的 Zipnosis，原因何在？

对于 Fairview Health 而言，投资 Zipnosis 可以带来很多好处，既增加了一个可观的流量入口，又大幅度提高了医院的诊疗效率。

与实时同步的远程医疗相比，Zipnosis 的异步远程医疗模式使用起来更为方便，医生可以在业余时间进行线上用户的诊治，并不会影响线下的工作，而且成本更为低廉。通过 Zipnosis 平台医院在为用户提供低价便捷医疗服务的同时，还能够将其导流至集团下属的药房，不仅增加了新的患者流量，还能够积累大量宝贵的医疗健康数据。

美国开始推行新的医疗改革方案之后，医疗系统面临着越来越大的成本控制压力，通过与 Zipnosis 平台的合作，Fairview Health 能够大幅度提高旗下医院的效率，进而降低了医院的运营成本。有了 Zipnosis，Fairview Health 用于医治普通疾病患者的医疗资源得到了很大程度的节约，从而可以将更多的资源用于医治重症急症患者。

◆ Zipnosis 与中国式轻问诊谁优谁劣

虽然同为异步远程医疗平台，Zipnosis 与国内的春雨医生之类的轻问诊模式有着本质上的不同，两者的区别主要表现为以下几个方面：

（1）诊治范围不同

春雨医生类的轻问诊平台不限制问诊范围，小病大病都可以在平台上提问，平台本身的定位不够明确。而医疗行业范围很广，包括很多细分病种，想要同时满足所有的病种问诊反而会影响服务水准。Zipnosis 只针对 24 种诊疗标准明确的普通疾病提供远程医疗服务，服务更为精准。

（2）与线下资源合作方式不同

同样需要与线下的医生进行合作，Zipnosis 以医院为单位，以提高服务效率和控制运营成本为合作目标，风险比较容易控制。而以春雨医生为代表的国内医疗平台的合作单位是医生个人，合作对象太过分散，合作目的多种多样，不容易管理，更不利于风险控制。

（3）服务地域范围不同

Zipnosis 与明尼苏达州的医院集团合作，只针对当地的用户开放，有明确的地域范围限制。用户如果被诊断为需要线下就诊，也能够立刻得到线下服务。而国内的轻问诊平台没有地域限制，用户与医生可能相隔万里，无法与线下医疗资源对接。

Zipnosis 这种小规模异步问诊模式的成功，暴露了互联网医疗不同于其他行业的一些特性：互联网医疗的细分需求决定了不能够提供大范围的远程服务；在线平台对线下医疗资源的密切配合，依赖线下资源控制风险；只有在一定的地域范围内才能保证与线下资源的对接。

Part 3

互联网医疗平台的"生态争夺战"

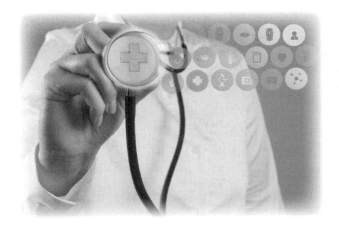

◎ 微软：老牌巨头在"互联网＋"时代的突围与转型

近些年随着互联网在各个领域的渗透，各种新兴的产业开始蓬勃发展起来，互联网医疗领域作为一个新兴的产业开始受到越来越多的关注。许多巨头已经将战略目光放在了这一领域，并且开始争先恐后地进行布局，以便抢占更多的市场份额，一场互联网医疗领域的军备竞赛正在如火如荼地开展起来。

国内有互联网三巨头 BAT 坐镇，血糖仪、App 和医疗支付等相关领域竞争不断；国外苹果和谷歌也最先在这一领域进行了布局，分别推出了各自的健康管理平台，同时还自主研发相应的硬件和 App，努力抢占更多的有利地形。

互联网医疗领域硝烟弥漫，各方势力之间的对抗日益严峻，作为互联网领域的老牌企业，微软怎么可能作壁上观？那么微软是如何在互联网领域进行布局的呢？

◆ 微软创投加速器

2013 年 6 月，微软将旗下的风险投资支持计划进行全面整合，推出了的"微软风投"（Microsoft Ventures）计划，致力于为初创公司提供更专业、更全面的指导和服务。

微软风投由三部分构成：创业社区、孵化器和客户支持。

创业社区有微软在2008年推出的BizSpark项目。在社区中，创业团队可以免费或者以较低的价格使用微软的软件，同时创业社区也是一个相当开放的平台，创业者可以在社区中进行交流和沟通，交流经验、寻求合作，为创业者提供技术支持平台。

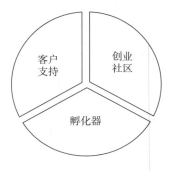

图3-1 "微软风投"的三个部分

微软的孵化器分布在美国、中国、以色列等世界多个国家，可以为创业者提供创业孵化，时间是3~6个月。

客户支持服务是指微软利用其在全球积累的客户资源，帮助创业公司开拓客户渠道，建立自有的客户群，从而推动品牌传播，提高品牌的影响力。

2014年6月，微软与医疗科技公司Becton Dickinson（BD）进行了合作，并在以色列Tel Aviv的Microsoft Venture分处成立了一个孵化器，对象就是健康医疗科技创业公司。这也是微软唯一一家专门从事医疗科技领域孵化的基地。

据统计，微软风投在全球范围内成功孵化的公司有200多家，其中医疗健康领域的有十几家。微软风投在中国成立的加速器已经吸纳了100多家创业公司，其中医疗健康领域的有6家，涉及慢病管理、健康管理、母婴管理等。

表 3-1　微软风投加速器中与医疗健康相关的国内团队

Logo	团队名称	时间	业务领域
Protection & Ease 保益互动科技	北京保益互动科技发展有限公司	第二期	致力于帮助和丰富特殊人群的生活与工作，使创新的科技产品更适合他们使用。
JXJ Technologies	嘉兴统捷通讯科技有限公司	第三期	主要从事现代传感网便携式通信、健康安全终端设备、健康管理数字化软件及相关设备的研发和生产
D'nurse 糖护士	北京糖护科技有限公司	第四期	是一家专注于糖尿病自我管理系统的移动互联网创新公司。
KUNGFU	北京青果工坊科技有限公司	第五期	上门推荐 O2O 平台，通过 App 与微信，为用户提供到家、到公司、到店等各种场景下的上门推拿服务
raking	北京睿仁医疗科技有限公司	第五期	用信息技术提供母婴领域的数据化医疗健康服务
悦享趋势科技	悦享趋势科技（北京）有限责任公司	第六期	专注生物传感器、可穿戴计算和算法分析在日常健康中的创新性应用

资料来源：雪球。

◆ **投资并购**

1995 年微软将 2.5 亿美元投资进了健康信息网站 WebMD，开始通过投资并购活动正式进入医疗健康领域。

2006 年微软收购了非服务医疗机构 MedStar Health 旗下华盛顿医疗中心所开发的医疗数据库软件 Azyxxi，并将这一软件放在了全球的医疗市场上，标志着微软正式进入医疗信息技术领域。

2007 年微软在参加医疗保健信息领域的相关会议时，宣布将收购健康信息搜索引擎 Medstory 公司。

2009 年微软宣布收购在医疗保健领域具有较高影响力的软件厂商 Sentillion，将 Sentillion 的产品与 Amalga UIS 系统进行结合，从而让医护人员更方便地获取 IT 程序和患者的资料数据，更好地为患者服务。

◆ **智能可穿戴设备**

智能可穿戴设备作为一个新兴的产业，拥有非常广阔的发展前景。面对这样极具潜质的市场，微软自然不会轻易放过。微软曾经专门为盲人用户量身打造了一款骨传导耳机，还有适用于盲人和弱势群体的 Alice Band 腕带。随着手环和眼镜等可穿戴设备的火爆，微软也先后在市场上推出了 Microsoft Band 智能手环和 HoloLens 全息眼镜。

（1）Microsoft Band 智能手环

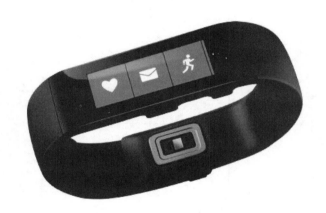

图 3 – 2　Microsoft Band 智能手环

2014 年 10 月，微软推出了智能手环产品 Microsoft Band，这款产品中有 10 个智能传感器。用户可以 24 小时全天候佩戴，通过传感器检测在睡眠时、锻炼时的心率以及卡路里的燃烧情况。

此外，Microsoft Band 还与知名的健身中心进行了合作。健身中心可以根据智能手环反映的用户数据帮助用户制订一份个性化、合理的健身计划，从而让用户进行更有效的锻炼，保持身心健康。同时手环还可以通过发日历通知和邮件的方式让用户了解自身的健康状况，并利用手环上的 Cortana 语音助理进行记录和获取相关的日程提醒。Microsoft

Band 的售价为 199 美元。

（2）HoloLens 全息眼镜

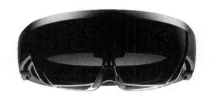

图 3－3　HoloLens 全息眼镜

微软在 2015 年初推出了自己的智能眼镜产品 HoloLens，代表了微软真正的黑科技。与其他智能眼镜不同的是，HoloLens 带有现实增强功能，增强了用户与现实之间的交互，而不是为用户制造一个完全虚拟的场景。

此外，HoloLens 也是一台完全独立的计算机，它内置有 CPU、GPU 和一颗专门的全息处理器，不需要任何工具的配合和辅助就可以完成工作。头戴式的智能眼镜镜片上配备了透明的显示屏，同时还配备有立体音效系统，让用户在看到影像的同时能清晰地听到声音。除此之外，HoloLens 还能感应人的眼部和手部的活动，并根据用户的活动做出相应的智能反应。

◆ 软件及数据平台

（1）Microsoft Health

微软还推出了自己的健康管理平台 Microsoft Health。与苹果推出的 HealthKit 相似，Microsoft Health 健康云服务平台的功能就是存储消费者和行业的数据，整合与健康、健身有关的数据。用户通过 Microsoft Health App 进入 Microsoft Health 就可以获得相应的数据。对于 Microsoft Health App，微软也向用户提供了 Android、iOS 及 Windows Phone 三种版本。

Microsoft Health 可以将从不同健康和健身设备中收集的数据进行整合，并将这些数据存储在云端。用户可以将已经存储在健康平台云端的数据调取出来，与自己从各个设备中获得的数据进行比较，利用微软的"智慧引擎"（Intelligence Engine）得出有价值的结论，为自己的身心健康提供更多有效的指导，比如做什么运动或者怎样锻炼可以燃烧更多的卡路里；根据锻炼强度选择合理的恢复时间等。此外，用户也可以将锻炼信息与锻炼时间和地点结合起来，"智慧引擎"可以为用户量身打造一份合理的锻炼计划，同时为用户提供一些日常的生活建议，让用户更健康地生活。

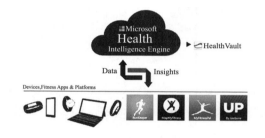

资料来源：聚合阅读。

图 3 - 4   Microsoft Health

微软还面向 Microsoft Health 的开发者提出了一套计划，为他们提供 App 以及开放 API 等整套设施，允许他们将数据上传到云端，利用先进的算法和智慧引擎为他们提供商业化的建议。

Microsoft Health 还与 Jawbone UP、MapMyFitness、MyFitnessPal 和 RunKeeper 等设备供应商和服务商达成合作，未来可以让用户通过 Microsoft Health 与 HealthVault 的连接将数据分享给医疗提供商，然后医疗提供商可以有针对性地生产和提供医疗器具。

（2）HealthVault

2007 年，微软发布了个人健康管理平台 HealthVault，用户只要申请一个健康账户就可以在平台上管理和维护自己的健康记录。Health-Vault 平台除了能进行健康信息的存储和交换之外，也可以进行搜索，从而让用户更便利地获得医疗帮助。

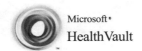

图 3 - 5　HealthVault

相对于 Microsoft Health，微软更注重 HealthVault 平台的隐私性和安全性，HealthVault 实质上是一个面向个人的"电子健康记录"（PHR）平台，可以对用户的信息提供最安全的保障。HealthVault 也设有开放接口，可以与第三方的设备厂商以及保险公司进行数据交换，但是数据交换是有条件的，用户可以决定上传信息的内容、规定信息开放的对象，这样一来就可以保护用户的信息安全。

（3）Amalga UIS

微软推出的这套信息系统专门针对医疗工作人员，带有数据仓库和网络门户的属性，可以作为医疗健康行业的辅助性工具，对数据进行深入挖掘和分析，降低了商业智能解决方案的成本。同时，Amalga UIS 还可以用不同的方式展示数据，可以有效弥补商业智能解决方案的缺陷。

（4）Xbox Fitness

2013 年 9 月，微软推出了一款 Xbox Fitness 个人体感健身服务，主要进行游戏健身。利用 Kinect 体感识别技术，Xbox Fitness 服务可以对用户的心率、肌肉力量等数据进行跟踪分析，从而获取用户的健康和健身数据，并根据用户以往的锻炼效果为用户调整锻炼计划，从而实现最佳的健身效果。

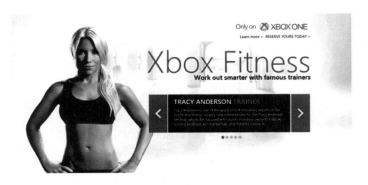

图 3 – 6   Xbox Fitness

为了让健身服务更专业，Xbox Fitness 还引入了众多由著名健身教练录制的教学视频，包括 P90X® （Tony Horton）、INSANITY® （Shaun T）、Jillian Michaels 和 Tracy Anderson 等。Xbox Fitness 还与 Xbox Live 进行了整合，旨在通过竞争的形式增强用户锻炼的积极性。Xbox Fitness 已经拥有 160 多万用户，并且这个数据还在持续增长中。

◎ 谷歌：互联网医疗平台的孵化器

根据《华尔街日报》此前进行的报道，谷歌在 2014 年有超过三分之一的资本都涌向了医疗和生命科学领域，而在 2013 年的时候，这个占比仅仅是 9% 。从目前医疗领域的火爆程度来看，在新的一年里，谷歌仍然会加大对医疗和生命科学领域的投资。

就连谷歌风险投资机构的负责人比尔·马里斯（Bill Maris）都曾经说过，2015 年生命科学领域将发生更多有趣的现象，希望大家拭目以待。

◆ 谷歌进军互联网医疗的 7 件"利器"

2015 年，谷歌将凭借 7 项重要的技术，在医疗领域实现飞速发展。这 7 项技术可以称得上是谷歌进军互联网医疗领域的 7 件"利器"。

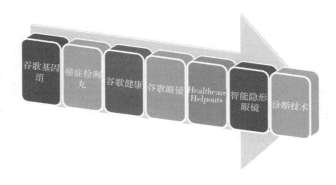

图 3-7　谷歌进军互联网医疗的 7 件"利器"

（1）谷歌基因组

谷歌在刚刚踏进 DNA 时代的时候推出了首款产品——谷歌基因组（Google Genomics）。利用云端基础设施提供的应用数据接口（API），谷歌基因组可以进行 DNA 序列的存储、处理、分析以及分享工作。通过对大量的基因组进行连接和对比，谷歌将为未来医学的发展做出更多的贡献。

（2）癌症检测丸

在癌症研究中，首先需要解决的问题是怎样发现癌症。为了能有效解决这个问题，谷歌开始研制癌症检测丸（Cancer-Detection Pill）。据了解，这种癌症检测丸包含有纳米粒子的成分，纳米粒子可以检测到血液中与癌症有关的分子。将癌症检测丸添加到手上的可穿戴设备中，只要癌症检测丸发现人体血液中出现有癌症的分子，就会提醒用户，可以让用户尽早治疗。

这款产品的原型机正被应用于人造假肢中进行试用，这两者的结合有比较光明的发展前景。癌症检测丸在通过人体测试之后，谷歌会向美国食品与药物管理局提出申请，并在市场上进行大范围推广。

（3）谷歌健康

谷歌正在鼓足干劲儿地搭建健康追踪应用开发平台——谷歌健康（Google Fit），谷歌健康可以让用户追踪自己的健康目标，也可以利用传感器以及可穿戴设备掌握用户全天的活动和身体状况。

（4）谷歌眼镜

谷歌眼镜作为一种可穿戴设备，可以代替用户记录网页搜索的历史。谷歌的研发团队发现谷歌眼镜也可以应用在医疗领域，并在其中发挥了重要的作用。拉斐尔·克罗斯曼（Raphael Grossman）医生使用谷歌眼镜向医学院的学生们播放整个手术过程，学生们不必靠近手术台就可以细致入微地观察整个手术的进展情况，而克罗斯曼也省去了重复演示的麻烦。

目前已经有很多医疗机构开始尝试将其作为一种教学和开展电话会议的工具。谷歌还向人们承诺，下一代的谷歌眼镜将会拥有更加强大的功能，在医疗领域发挥更大的功效。

（5）Healthcare Helpouts

2014年下半年，谷歌开始对 Healthcare Helpouts 项目进行测试，并大跨步地进入了远程医疗领域。Healthcare Helpouts 是一个综合性的医疗咨询平台，用户可以在平台上通过视频聊天的方式咨询相关的医疗问题，平台上会有专门的医疗专家为用户解答疑问。Healthcare Helpouts 还是一种相对新颖的模式，可以让医生通过电话会议的方式诊断患者，不仅提高了医生的工作效率，也为患者省去了很多的麻烦。

（6）智能隐形眼镜

谷歌与瑞典制药公司诺华制药联合推出了一款智能隐形眼镜，功能就是可以为用户提供实时的血糖水平数据。智能隐形眼镜的原型机采用内置的微型传感器和微波无线电天线来监控和追踪用户的血糖水平，并将获得的数据传送到用户的移动设备上，让用户可以随时了解自身的身体状况，同时也可以为医生的治疗提供重要的参考数据。

谷歌与诺华公司也在解决老花眼的问题上进行了尝试。老花眼是随着人们年龄的增长出现的一种常见的眼部疾病，主要表现为越来越难看清近处的物体。诺华公司希望能利用透镜技术帮助眼睛恢复近距离聚焦能力，从而解决老花眼的问题。

（7）诊断技术

2014年2月，谷歌与奎斯特诊断公司（Quest Diagnostics）开展了战略合作，共同推进医生和患者之间的交流沟通。患者可以随时访问诊断实验室，里面拥有海量的诊断测试信息，并且这些诊断信息都是由专业的医生提供的，患者可以从中找到符合自己症状的诊断信息。

奎斯特诊断公司正在致力于开发一种新的解决方案，希望能通过医生向患者提供一种简单易操作的方法，从而保证检查结果的正确性。实验数据不管是对患者的医疗还是对医生治疗方案的制订都具有重要的价值和意义。奎斯特诊断公司与谷歌 Google Health 的合作，可以帮助患者增强与医生之间的联系，从而根据相关的诊断信息做出正确的医疗决定。

◆ 谷歌在互联网医疗领域的投资与布局

从近来谷歌在生物医疗领域的频频出手，就足可窥见谷歌对这一领域的浓厚兴趣。谷歌旗下的风投机构已经将投资方向转向了医疗健康和生命科学领域。那么谷歌是怎样在互联网医疗领域进行投资和布局的呢？

（1）基因测试的先驱：23andMe

23andMe 是一个专门提供个人基因组服务的网站，用户只需要向公司寄送一份自己的唾液样本，同时支付 99 美元的服务费用，就可以进行 DNA 测试。一般情况下，测试结果会在 4 到 6 周的时间出来，用户可以通过登录网站的方式查看测试结果。23andMe 最后发布的报告包括用户的过往病史和现病史、家谱信息、遗传性状等 250 多项与健康有关的内容。

23andMe 在运行过程中还采用了社区模式，用户可以根据自己的基因状况形成单独的圈子，并与自己的个性化页面实现链接。

（2）新药研发工具：Adimab

谷歌风险投资机构此前投资了总部位于黎巴嫩的 Adimab 生物技术公司，并致力于研发可以为医生诊断病症提供帮助的药品。Adimab 是一个抗体筛选平台，具有完全集成和以酵母为基础的特点。Adimab 创立了一个综合的免疫系统，主要的功能就是为制药公司开发和研制抗体药物提供重要的支持。Adimab 的酵母抗体平台可以灵活运用各种不同的治疗开发方法，比如免疫球蛋白 G（Immunoglobulin G，IgG）的人源化、发现、优化以及双特异性。

（3）云端基因数据库：DNAnexus

DNAnexus 专注于构建云端数据库，面向的对象是研究人员和科学家。DNAnexus 在进行的 A 轮融资中获得了谷歌的投资，同时也可以使用谷歌所拥有的强大的基础设施，并且可以从谷歌员工"20% 项目"中获得帮助。谷歌与 DNAnexus 合作构建一个开放式的 DNA 数据库，将联邦政府的国家生物技术信息中心（NCBI）的数据也囊括其中，作为云计算服务器中最大的第三方数据资料来源，面向医学研究者免费开放。

DNAnexus 的用户不仅包括斯坦福大学和哈佛大学等高校，同时也包括制药公司和一些医生。已经有医生开始借助 DNA 的数据信息来诊断和治疗疾病了。

（4）远程医疗的平台：Doctor On Demand

Doctor On Demand 是一个在线医生咨询服务平台，为医生和患者之间的互动交流提供了一个有效的咨询站点。用户可以针对自己的病症在

Doctor On Demand 找到相应的专家和大夫进行付费咨询，咨询的方式有视频或者网络电话。在向医生咨询之前，用户可以首先描述一下具体的症状并上传相关的医学影像，这样一来医生可以根据患者的具体问题做出更加准确的判断，让患者可以尽早就医。Doctor On Demand 平台上已经入驻了一千多名经过认证的美国医师。

Doctor On Demand 用户在用视频电话直接联系医生的时候需要支付40 美元的费用，付款的方式也比较灵活，可以使用信用卡支付，也可以使用医疗保险账户。患者在美国咨询医生，一般需要支付每小时 150美元以上的费用。而使用 Doctor On Demand 平台不仅价格更便宜，也更加便利了，省去了预约排队等候的麻烦。

Doctor On Demand 平台支持和鼓励患者咨询一些非紧急的疾病问题，比如普通的感冒、近视等。对于一些紧急的问题，患者应该去医院或者直接选择私人医生及时诊治，以免延误最佳治疗时间。

（5）肿瘤大数据探索者：Flatiron Health

纳特·特纳（Nat Turner）和扎克·温伯格（Zach Weinberg）联合创立了 Flatiron Health，致力于为肿瘤研究和临床实验提供大量的数据。医生和肿瘤研究者只需要利用 Flatiron Health 就可以便捷地获得大量的癌症数据和相关的数据分析，还可以随时获取与癌症治疗相关的指标，并将病人与临床试验匹配，从而为患者解决病痛。

Flatiron Health 是全球第一个专门针对肿瘤数据收集和分析的平台，为肿瘤的研究和治疗做出了巨大的贡献。

（6）基因疗法：iPierian

iPierian 是一家生物技术公司，主要经营的项目是结合细胞编程技术，通过修改基因的方式来解决疑难杂症。公司应对的主要病症包括帕金森氏症、肌萎缩硬化症等疾病，让更多的患者看到了希望。同时，公司还利用干细胞来研发新药。iPierian 在生物技术领域已经拥有了比较高的地位和影响力，并将有力推动新疗法开发工作的顺利进展，从而为

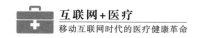

更多的疑难杂病患者带来福音。

（7）医保大数据的典范：Predilytics

Predilytics 是一家数据分析初创企业，将大数据应用到了医疗保健行业，为医护人员和医学研究者提供了有效的解决方案。医疗保健行业在发展的过程中遇到的庞大数据问题一直是困扰其发展的重大障碍，也是大数据公司在一直关注和解决的需求痛点。

Predilytics 可以发挥其强大的洞察能力，综合利用大数据和机器学习技术对大数据进行分析，从而得出有价值的结论，为医疗保健行业提供有力的参考。Predilytics 采用的数据分析方法与传统的数据统计方式相比，不仅分析的深度更深，得出的结论也更具准确性。

Predilytics 还可以为用户健康计划的执行提供有力的指导和帮助，同时能够存储疾病患者的数据信息，极大提升了医疗保健管理的效率。Predilytics 为医疗保健行业提供的服务有风险和质量评估、客户的开发与保留、临床和呵护管理等，成为医疗保健行业在前行的道路上一个重要的驱动力。

（8）胰岛素使用的颠覆者：Rani Therapeutics

Rani Therapeutics 是一家专门研制口服制剂的公司，包括蛋白、疫苗、抗体、多肽等。

许多这一领域的研究者都在致力于将胰岛素等大分子蛋白质通过口服的方式满足人体所需，这一目标的实现不仅是医学领域的一大进步，也可以在市场上获得更广泛的应用，抢占更多的市场份额。

Rani Therapeutics 将多种大分子注射剂制作成口服制剂的形式，将药物和微型注射器都装在一个胶囊里，这个胶囊要经受住消化器官的考验直达小肠。当胶囊到达小肠的时候，内置的弹簧会将针头弹出，然后将药物注射进小肠壁。将大分子注射剂改造成口服的形式，可以为一些长期治疗的患者减轻疼痛。Rani Therapeutics 在这一目标上的努力已经初见成效，相信在不久的将来这种方式就会正式面世，为缓解患者的病痛发挥重要的作用。

（9）自闭症检测的突破者：SynapDx

近些年来，自闭症的患病率有逐年增高的趋势。这是一种由脑部发育障碍所带来的疾病，主要表现为情绪表达困难，社交互动出现障碍等症状。自闭症一直以来都是困扰医学界的一个重要难题，到目前为止，医学界也没有出现能够有效治疗自闭症的方案。但是医学研究证明，如果能够及时发现、尽早治疗，可以有效缓解自闭症的症状。然而现实的状况却是，等到孩子长到四岁半表现出某些症状的时候自闭症才被发现，但到这时再治疗已经见效比较慢了。

SynapDx 是一家儿童自闭症诊断公司，利用基因活性图谱、血液测试以及高等生物信息学技术，帮助家长和医生及早发现和诊断自闭症，从而为自闭症的治疗争取到更多的有利时机。SynapDx 认为过去医生对自闭症进行诊断的时候主要依据的是患者的外部行为，这样一来就很容易出现误诊的情况，而且这样的诊断方式也没有科学依据；而 SynapDx 采用的是血液基因检测的方式来判断自闭症，更具科学性，同时也可以为自闭症的治疗提供更多有价值的信息。

（10）研究高花费的终结者：Transcriptic

生物技术公司 Transcriptic 致力于搭建的机器人实验室，为众多熬夜做实验的生物博士们带来了福音，推动生物实验室走向了程序化。科学家们坐在电脑旁就可以进行生物学研究。

对于普通的研究者来说，要建造一座实验室进行科学研究基本上是无法实现的。而有了 Transcriptic 搭建的机器人实验室的支持，研究者们利用笔记本电脑就可以开展研究，并通过远程方式进行一些基础性的研究，有力地推动了科学技术的发展。已经有科学家开始借助 Transcriptic 研究分子克隆和质粒构建。

（11）医疗模式变革先驱：One Medical

One Medical 是美国一家数字化诊所运营商，主要是为病情稳定或者处于亚健康状态的人群提供就诊服务，帮助他们达到健康状态。

One Medical 认为，医疗应该是医生和患者之间进行长期配合的一个过程，而非病人与医生在门诊进行的简单对话。因此，One Medical 为病情已经得到有效控制的人群提供了相对完善的就诊服务。患者通过血糖仪、便携式血压仪等家庭检测设备就可以对自身的生命体征数据进行收集，然后在这些数据的基础上与医生随时保持联络。患者通过各种在线 IT 系统可以随时获知自己的身体报告，并根据具体的情况调整自己的身体状况，省去了去医院检查身体和拿报告的麻烦。

One Medical 不仅可以使患者减少外出检查的次数，同时也提高了医院的工作效率，让医院可以在相同的时间里为更多的患者解决问题，可谓是一箭双雕。

（12）基因测癌能上市：Foundation Medicine

Foundation Medicine 是一家分子诊断公司，同样也是开发基因测序技术公司中的先行者，主要提供的服务是癌症全基因组测序和分析。该公司提供的测序和分析服务能帮助患者找到导致其肿瘤的基因突变，服务的费用在 5800 美元左右。

通常情况下，在癌症治疗中使用的方法并不会对患者的全部基因进行测序，甚至也不会对患者的肿瘤内所含的基因进行测序，关注的重点只是肿瘤中特定基因的突变情况。这种方法或许可以为医生对患者的选药提供一些参考，但是对于某些患者而言，医生很难判断出哪些药物可以给他们带来最佳的治疗效果，而 Foundation Medicine 公司提供的基因测序方法可以适用于更多的患者，为他们造福。

Foundation Medicine 的发展推动"个性化医疗"迈向了一个新的阶段，可以帮助患者找到可能导致肿瘤的基因突变，让医生可以根据患者具体的遗传信息对症下药，制订更加准确的治疗方案。"苹果"的缔造者乔布斯也曾经使用过 Foundation Medicine 提供的这一服务，虽然最后依然没有挽回自己的生命，但是他却认为 Foundation Medicine 提供的服务具有深远的意义，未来这一服务会得到更好的发展。

◎ 苹果：可穿戴＋移动平台，进军移动医疗领域

2015 年 3 月 10 日，苹果的新品发布会上，除了备受关注的苹果首款可穿戴设备——Apple Watch 正式出场外，苹果还推出了专门的医疗研究平台——ResearchKit。

与之前发布的与健康相关的 HealthKit 相比，ResearchKit 有什么不同？是否如一些业内人士认为的一样，Apple Watch、HealthKit 与 ResearchKit将一起组成苹果布局移动医疗领域的"法宝"，引发医疗界的变革呢？

◆ Apple Watch：苹果隐藏的移动医疗野心

与近几年推出的几款可穿戴设备一样，Apple Watch 除了不同凡响的设计和极其精湛的制作工艺外，也主打"健康牌"。

（1）神奇的"三个圆环"

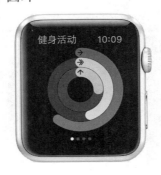

图 3 - 8　Apple Watch "三个圆环" 的设计

Apple Watch 健身活动 App 的设计遵循苹果一贯简洁的风格，让使用者看起来一目了然，是最典型的"三个圆环"的设计。这三个圆环分别为活动圆环、锻炼圆环和站立圆环，圆环之上的亮度进程分别显示着你消耗的卡路里数、完成的健身时间和站立的频率。

并且，根据你的运动情况，Apple Watch 会主动帮你订立健身目标，并根据你的需要调整目标。当目标完成时，对应的圆环就会显示完成。

（2）监督使用者的运动

对于有减肥或健身意愿的人来说，运动过程的一大困难在于运动量的记录。几乎没有一款 App 能够对使用者的运动量进行准确的记录，而 Apple Watch 的佩戴者却没有这样的困扰。

（3）运动器械的最佳搭档

Apple Watch 能够及时记录与佩戴者运动相关的数据，而且由于 Apple Watch 独特的防水设计，即使使用者在雨天运动，其数据的记录也不受影响。

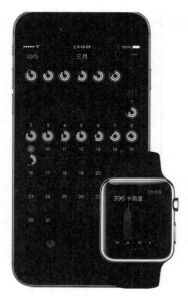

图3－9 对运动量的监测

针对不同的运动类别，Apple Watch 设有相应的传感器。而且其可自行设置的提醒功能能够不断了解使用者的活动情况和活动习惯，推动使用者的进步。

（4）主打健康 HealtheLife 为其服务

HealtheLife 是一款专门为 Apple Watch 设计的 App，使用者可以从苹果的 App Store 中免费下载。通过收集与用户身体健康相关的血糖、血压、体重等数据，HealtheLife 可以帮助用户更加了解自己的身体、更好地管理自己的健康。

（5）改变医疗体系

实际上，Apple Watch 在医疗健康方面的价值并不仅仅体现在几个与健身相关的 App 上，其更大的价值在于：随着使用 Apple Watch 的用户越来越多，它将能够收集更多与个体健康相关的数据，从而开辟出一条医学研究的新路径。

此外，Apple Watch 还有很多潜在的应用，比如：结合 HealthKit 软件开发工具包，帮助使用者监测癌症等某些潜在疾病的存在。

◆ HealthKit：对医院资源进行更好地整合

HealthKit 是苹果 iOS 8 系统中的一款 App，除了可以应用于 iPhone 外，也可以用于 Apple Watch 中。

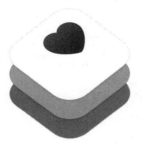

图 3 – 10　HealthKit

通过收集使用者的胆固醇、血糖、心率等数据，HealthKit 可以建立一个个人安全档案，当需要了解的时候，相关的健康数据便会清楚地呈现在你的面前。另外，使用者也可以根据个人的实际情况，使用 HealthKit 为自己制作一张急救卡，注明自己的血型、药物过敏史等信息，当需要急救的时候方便医护人员及时了解。

通过 HealthKit，用户不仅可以自由地获取自己的健康数据，还可以将自己的健康数据上传进行共享，最大限度地发挥数据的价值。

HealthKit 不仅使用起来十分方便，而且最大限度地对用户的健康数据进行保护。当用户的手机被锁定的时候，相关的健康数据也都会进行加密处理。同样，在数据的传输、存储等过程中，也会有加密保护措施启动。

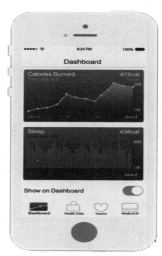

图 3-11 HealthKit 记录的健康数据

HealthKit 就像一个记录使用者个体健康信息的资源库一样，能够自动地对健康数据进行分类整合。当医生需要对个体的健康状况进行诊断或进行慢性病等有关监测时，HealthKit 便能够成为有力的辅助工具。

目前，在美国已经有 17 家顶级的医院与苹果建立了医疗合作，而三星等竞争对手也已经开始了此领域的布局。根据美国医疗市场和研究机构 IDC 的统计和分析：预计到 2018 年，全球进行虚拟保健、远程监测、可穿戴设备等方面投资的医疗机构将接近 70%。

◆ ResearchKit：苹果进军移动医疗的新"利器"

（1）什么是 ResearchKit？

与 Apple Watch 一同发布的 ResearchKit 是苹果专门为医学领域的研究者打造的一款软件基础架构。

实际上，ResearchKit 是一种基于开源的架构，医学研究人员可以在其基础上对收集的医疗数据进行分析，从而创建出各种具有针对性的健康应用。而这类健康应用的建立不仅有利于促进相关疾病的诊断和治疗，还能够加强此领域研究者以及研究机构之间的交流和分享。截至 2015 年 4 月，在苹果 App Store 已经有可用于检测心血管疾病、乳腺癌、糖尿病、帕金森症和哮喘病的 5 款应用软件上架。

（2）ResearchKit 与 HealthKit 有什么不同？

苹果推出的 ResearchKit 和 HealthKit 虽然都是面向医疗领域，但二者却并非完全相同。

定位不同：HealthKit 是面向个体的，类似于私人的健康顾问；而 ResearchKit 是一个开源平台，主要面向医疗工作者。

分享的开放性不同：HealthKit 是非开源的，分享过程往往加密；而 ResearchKit 是开源的，由使用者自行控制分享的条件。

应用数量不同：目前，HealthKit 的应用数量远远高于 ResearchKit 的应用数量。

（3）ResearchKit 的意义是什么？

ResearchKit 对移动医疗的推动作用，主要表现在两个方面：

第一，个体健康数据的收集。跟目前大多数的可穿戴设备一样，

ResearchKit 的原理也是在收集个体健康相关数据的基础上对数据进行分析，为用户量身打造一个具有针对性的解决方案。而且，当个体需要就医时，将相关的数据呈现给医生，更有利于疾病的诊断和治疗。在一些情况下，个体甚至无须去医院，就可以直接通过数据传输反映病情。

第二，医疗大数据的收集。医学研究一般需要搜集大量的数据，这不仅需要耗费大量的人力、物力和财力，而且实施起来具有很大的难度。而通过 ResearchKit，使用苹果相关设备的用户都有可能参与到实验数据的收集中，极大地整合了医疗资源，提高了医学研究的效率。

（4）苹果借 ResearchKit 进军移动医疗

ResearchKit 自发布之日起，就引起了外界，尤其是医疗界的广泛关注。截至 2015 年 3 月，ResearchKit 的合作伙伴已经包括牛津大学医学院、斯坦福大学医学院、麻省总医院、罗切斯特大学等世界知名的医疗研究中心，而国内首都医科大学宣武医院也参与到了 ResearchKit 平台数据的收集和应用工作当中。

随着物联网、大数据技术以及可穿戴设备的发展，移动医疗的市场潜力已经越发得到凸显。根据艾瑞咨询提供的统计数据预测：2015 年中国移动医疗的市场规模将不低于 23.4 亿元；而截至 2017 年底，这一数字将会超过 125 亿元。

◎ BAT：三巨头如何重兵布局互联网医疗

随着经济发展的不平衡，我国医疗资源的分配也出现了明显的城乡差异。北上广等大城市聚集了大量优质的医疗资源，而在经济比较落后的地区，医疗条件往往非常差。另外，"看病难""看病贵"等问题也一直难以得到妥善的解决。

为了推动中国医疗行业的改革，李克强总理在 2014 年的政府工作报告中提出"用中国式方法解决世界性难题"，而互联网便成为了医疗改革的有力推手。

将互联网与医疗进行融合，一方面能够通过更低的成本和更高的效率，合理配置行业资源，有效提高长尾市场的信息流通；另一方面，广阔的互联网医疗市场也能够改善居民对于医疗的认知，并进一步带动我国经济的发展。

互联网与医疗的融合主要体现在两个方向：

（1）互联网企业涉足医疗行业。比如腾讯、百度、阿里、小米、京东等互联网企业纷纷入资互联网医疗健康领域以及众多互联网医疗健康行业的移动 App。

（2）传统医疗行业的互联网化。主要指医疗机构、保险公司、药企等传统医疗企业利用互联网及大数据技术提升自身的运营效率和服务水平。

根据相关的统计：2014 年，中国涉及互联网医疗健康行业的投融资及并购事件共 104 起；预计整个互联网医疗健康行业资本市场所涉及的金额约为 133 亿元。从投资规模来看，中国互联网医疗行业的发展前景十分广阔。而且，与互联网涉及的其他行业一样，互联网医疗健康的细分趋势也越来越明显。

未来，随着企业经营实力与创新能力的不断增强、服务的不断拓展、新产品开发的加快和互联网技术的快速发展，互联网医疗健康行业的产业链将向纵深方向发展，以细分市场为基础的互联网医疗健康生态也将逐渐形成。

不过，由于中国互联网医疗行业的发展仍处于初级阶段，相关的政策法规都有待推进，行业的布局也会进一步展开。尤其是以 BAT 为首的互联网巨头的介入，或许会给目前提供类似问诊服务的互联网医疗厂商带来一定的冲击。

◆ 阿里做平台

阿里在医疗行业的布局大体可以分为以下几步：

★ 2011 年开始，阿里巴巴陆续投资了寻医问药网、U 医 U 药、华康全景网等医疗平台，开始涉足医药电商。

★ 2014 年 1 月，阿里巴巴联手云峰基金，收购了中信 21 世纪 54.3% 的股份，后中信 21 世纪改名"阿里健康"，并推出了支付宝"未来医院"计划。

★ 2014 年 12 月，阿里巴巴旗下处方电子化平台"阿里健康"在北京、河北和浙江杭州试运行。

就以上三步来看，第一步应该算阿里进军医疗行业的铺垫，而第二步则是阿里正式吹响进军医疗行业号角的标志。

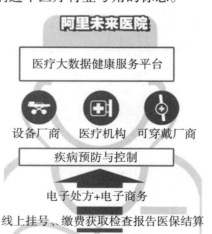

资料来源：钉科技。

图 3-12　阿里的在线医疗布局

　　阿里投资的中信21世纪不仅拿到了第一块第三方网上药品销售资格证的试点牌照（旗下95095医药平台拥有药品互联网交易服务资格证书），而且拥有中国仅有的药品监管码体系，而这也就意味着阿里拥有了价值不菲的医疗行业的庞大数据。

　　在阿里接下来有关医疗健康行业的布局中，这个数据都将派上用场。比如：2015年1月，阿里健康与中信银行联手，拓展在双方医疗健康领域的合作，建设推广线上与线下结合的医药电商平台。在这个过程中，双方所拥有的客户资源、医疗资源和药品信息大数据等都会实现共享。

　　在移动医疗领域，阿里的目的是打造一个能够实现预约、挂号、诊疗、购药等完整闭环的"云医院"平台。而第三步则正是为了实现这个目的。

　　阿里处方电子化平台"阿里健康"购药环节的运营模式与"嘀嘀打车"的模式比较相似。当患者将处方单上传至平台后，与平台合作的药店便可以根据患者的需求"抢单"，之后患者可以根据"抢单"药店所在的位置、药品的生产厂商以及价格等因素进行综合考量，选择一家最能满足自己需求的药店，最后"抢单"成功的药店可以负责药物配送，也可以由患者自取。

　　由于以上模式对药店的数量以及资质等具有比较高的要求，因此目前阿里正不断拓展与实体药店的合作。截至2015年初，与阿里健康合作的药店约有5万家。

　　虽然与药店的合作非常顺利，但是阿里的目的并不仅仅满足于网售药物。而要真正实现阿里规划的包含预约、挂号、诊疗、购药等环节的完整移动医疗闭环，阿里还需要医院、医生等医疗领域主要角色的参与。目前，阿里从"药"向"医"的过渡已经开始，阿里健康的HIS系统和云医院平台已经被一些中小型医疗服务机构采用，而对一些难度相对较大的三甲医院，阿里也正在拓展中，北京市几十家医院及医疗机

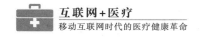
构已经与阿里健康平台展开试点合作。

除以上提到的三步外，2015年3月，阿里健康网页上线，包含药品监督、企业服务商和医疗资源的阿里医疗健康生态已经基本成型。但是，与Welldoc那种以2C为主的健康服务平台不太相同，阿里的医疗健康生态系统主要侧重于底层和偏向企业的服务。

◆ 腾讯抢入口

腾讯在医疗行业的布局大体可以分为以下几步：

★ 2014年6月，腾讯花费2100万美元投资提供可穿戴式设备和医疗健康服务等的缤刻普锐。

★ 2014年9月，腾讯斥资7000万美元投资丁香园，这也是国内目前该领域最大的一笔融资。投资完成后，双方展开了一系列合作，包括丁香园对微信系统的探索和对接等。

★ 2014年10月，腾讯以1亿美元收购卫生部批准的全国健康咨询及就医指导平台官方网站——挂号网。

与阿里从交易入手、百度从资讯入手的战略不同，腾讯从通信社交领域入手，主要目的是做传统产业触网的连接器。

就上面腾讯布局的第二步和第三步来看，腾讯针对的分别是医疗行业的两头——医生和患者，而腾讯所希望做的，就是利用自己在社交和通信领域的优势，建立患者与医生之间的连接。也就是说，腾讯的战略是从流量入口切入医疗健康市场。

其中，腾讯在2014年10月投资的挂号网是当前中国用户规模最大的移动医疗平台。2014年，挂号网已经成功接入中国包含23个省份的900多家重点医院，为患者提供预约挂号服务的医生人数多达12万，实名认证的注册用户也已经超过3700万。

　　因此，1 亿美元的背后体现的是医疗服务的社会重要性和医疗市场的高昂价值。而与腾讯的合作，将会使得挂号网的平台更加开放，通过手机 QQ、微信等方式，能够实现患者、医生与医院之间的紧密连接，建立从分诊导诊到治疗付费的一站式移动服务体系。

　　相对阿里正大力布局的医疗付费和医药售卖领域来说，腾讯也有自己的资源。比如与京东的合作、微信建立的支付体系以及微信银行等有助于腾讯在医疗健康领域的布局。

　　2014 年，"微医疗"已经正式接入微信平台。2014 年 10 月，上海第一妇婴保健院率先把传统医院的医疗就诊服务移植到微信平台，通过公众号的微信支付等平台，实现了微信全流程就诊。截至 2015 年 2 月，支持微信挂号的医院已经超过 120 家，实现微信全流程就诊的医院约有 100 家。

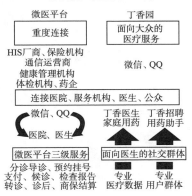

资料来源：钉科技。

图 3 - 13　腾讯的在线医疗布局

◆ **百度重数据**

　　阿里在医疗行业的布局大体可以分为以下几步：

★2013年12月，百度旗下的智能人体便携设备品牌dulife以及dulife平台正式推出，致力于打造中国自主品牌的尖端智能设备。

★2014年7月，百度与智能设备厂商和服务商联手推出大型高科技民生项目"北京健康云"。

★2015年1月，百度与301医院合作，共同探索移动医疗O2O模式。

作为一家以搜索起家的互联网公司，百度一直掌握着大量数据资源，但在比较长的时间里，这些资源都没有得到有效的利用。2012年，百度推出了其云服务产品"百度云"，并开始在世界杯预测、高考作文预测等方面显示出其数据所具有的价值，但直到此时，以数据为基础的商业模式还并不明朗。

2013年，旨在为患者提供一整套寻医问药解决方案的全新医疗就诊问询平台——"百度健康"正式上线。虽然"百度健康"的推出显得相当低调，但这实际上是百度发挥其数据资源价值的主要方向之一。

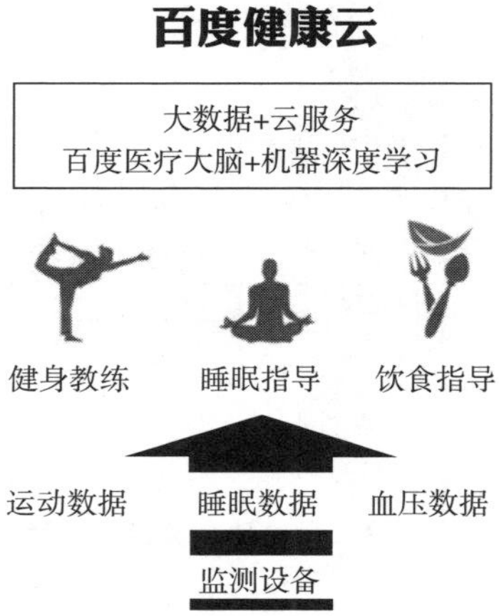

百度健康云

资料来源：钉科技。

图3-14 百度的在线医疗布局

2014年开始，百度的战略逐渐清晰：一方面，利用其强大的搜索引擎接入各行各业的信息系统，并在后台进行整理和加工，比如在与北京市政府的合作项目中，百度就接入了北京市的卫生信息系统；另一方面，利用自身推出的智能穿戴设备和移动医疗健康平台对与人们密切相关的健康数据进行记录和分析，比如其智能穿戴产品 dulife 的推出。

百度在医疗健康领域的重要布局之一，在于探索可行的移动医疗O2O 模式。继 2015 年 1 月百度与 301 医院合作共建网上医疗服务平台、百度医生 App 正式上线后，2015 年 2 月百度又完成了对健康医疗类网站"健康之路"（医护网）的战略投资。

根据相关的资料：医护网掌握丰富的医院门诊信息资源，是面向大众提供就诊服务的主要门户之一。因此，投资医护网对百度在医疗健康领域的布局至关重要。

截至 2015 年 2 月，与百度合作的三甲医院已经达到 300 家，约占全国三甲医院总数的 28%，至此百度医疗 O2O 的布局已经基本形成。

与 301 医院合作使得百度正式介入线上医疗领域，而线上移动应用百度医生的推出又加快了百度在移动医疗领域的布局。接连的行动显示出百度布局医疗健康领域的决心，也有利于百度快速获得医疗数据。而当这些数据获得以后，百度医疗的前景将会更加广阔，届时家庭远程医疗、医疗资源调度、医疗诊断决策、疾病防控、疫情监测等方面都有可能成为百度的囊中之物。

Part 4

创业者如何掘金互联网医疗

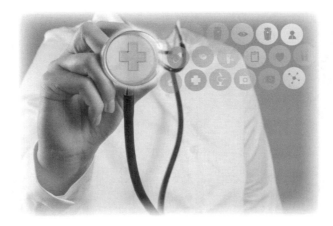

◎ 移动医疗的创业机会在哪里

移动医疗大概是近段时间移动互联网领域最热的名词之一了。国际医疗卫生会员组织 HIMSS 认为，移动医疗（mHealth）就是利用移动通信技术，比如移动电话、PAD 等为用户提供医疗信息和服务，在移动互联网领域则是通过提供各种适用于安卓和 iOS 等移动终端系统的医疗 App 来实现医疗服务。

移动医疗的出现可以有效缓解发展中国家在医疗卫生领域的压力，并且为其医疗卫生服务提供一种有效的解决方案。

◆ 国内移动医疗的发展状况

2011 年我国正式引入移动医疗的概念：

★ 2011 年 3 月，好大夫推出了 iPhone 版的 App。

★ 2011 年 11 月，春雨掌上医生正式上线，这是一款专业的手机医生问答软件，可以为用户提供更优质、更专业和更便捷的医疗健康信息服务，用户利用春雨掌上医生可以查询可能罹患的疾病，并向医生免费进行咨询。

★ 2011 年 12 月，丁香园健康互联频道开始发表有关移动医疗的文章。

★ 2012 年移动医疗领域的创业公司开始陆续推出大量的移动医疗产品。

★ 2013 年移动医疗领域开始受到投资者的追捧，有关移动医疗的谈论也越来越多。

★ 2013 年下半年，育儿 App 妈咪掌中宝正式上线，家长可以充分利用零碎时间掌握育儿知识，提高育儿水平，从而更好地激发孩子的潜能，这款 App 一上线就风靡了整个育儿市场；

★ 2014 年，大型企业也开始跨进移动医疗领域，其中就包括互联网三巨头 BAT。

◆ **国内移动医疗产品的细分领域**

根据美国学界对"mHealth"进行的定义和分类，国内移动医疗领域出现的移动医疗产品大致可以分为以下几种类型：

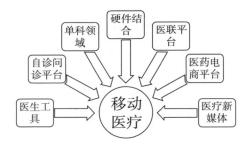

图 4 - 1　国内移动医疗产品的 7 种类型

（1）医生工具

医生工具，顾名思义就是为医生日常的工作提供帮助的产品，患者病历管理、临床指南、最前沿的医学咨询等都属于医生工具。

（2）自诊问诊平台

自诊问诊平台就是在日常生活中能够为患者和普通民众提供咨询服

务的工具，包括医生和患者进行沟通的平台、患者之间互助的平台、患者进行预诊的平台等。

（3）单科领域

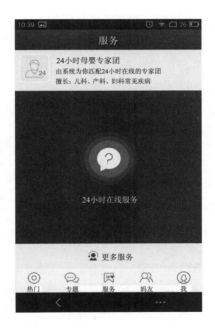

图 4 - 2　育儿 App 妈咪掌中宝

这一类移动医疗产品主要专注于某一个单科领域或者某一类疾病。移动医疗产品会结合疾病的特点，利用移动互联网的功能给患者提供慢性病的管理。现在移动医疗产品主要出现的单科领域包括心血管、皮肤疾病、牙科等，比如育儿 App 妈咪掌中宝关注的就是母婴健康领域。

（4）硬件结合

用户在使用移动医疗 App 的时候，有的需要结合专门的硬件，将身体的数据测量出来，然后利用 App 对这些数据进行记录和分析。使用移动监护仪和远程胎儿监护等设备可以将设备检测到的数据利用 App 发送给患者或者患者家属，让他们随时了解自己或者家人的身体状况，以便及时就医或采取相应的防护举措。

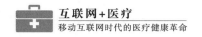

（5）医联平台

医联平台的功能就是为患者提供挂号、预约就诊、查询信息等服务，一般这一平台是由第三方供应商或者 HIS 厂商研发和管理，也有政府或医疗机构出面委托第三方进行开发。医联平台的出现为患者就医提供了一种极为有效的解决方案，未来医联平台将有可能与微信、支付宝等开展战略合作，为患者的线上咨询和就诊提供便利。

（6）医药电商平台

在医药电商平台的帮助下，患者可以更详细地了解药品的信息和药品的使用说明。平台还可以对用户的位置进行定位，从而向用户进行精准的服务推荐。未来在处方药网售牌照开放之后，医药电商平台会实现更快的成长，国内几家比较大的电商平台也有可能跨进移动医疗领域分一杯羹。

（7）医疗新媒体

在国内市场上出现的医疗新媒体除了面向医疗机构和企业提供相关的服务外，还可以向患者传送有关的医疗资讯，充实患者在医疗健康领域的知识，让患者可以根据自己的身体状况进行有效的调整。同时，医疗新媒体还可以将患者、医生以及制药企业连接起来成立一个社区，为患者提供医疗服务。医疗新媒体在运作的过程中可以充分利用微博、微信等通用平台架构。

◆ 国内移动医疗的 10 大需求痛点

美国的移动医疗市场从 2011 年下半年开始获得了迅猛发展，并取得了一定的成效，马苏米创办的 ZocDoc 网站在市场上的估值超过了 10 亿美元，Healthtap 和 Doximity 都获得了千万美元以上的融资。在巨大的市场潜力和良好的发展前景面前，不管是创业企业还是投资者都开始将目光转向了移动医疗领域，移动医疗也越炒越热。

那么在中国的移动医疗市场上，创业者可以从中发掘出哪些机会呢？

从医疗健康领域提供的服务流程来看，服务环节包括对患者的身体数据进行监测、记录、诊断和提供相应的治疗以及康复服务，创业者们可以从这几个环节入手，挖掘商机。总的来说大致有以下几个领域：

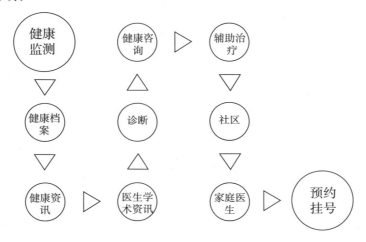

图 4－3　国内移动医疗的 10 大需求痛点

（1）健康监测

将监测设备与智能手机紧密结合，对用户的身体数据进行监测，并对数据进行记录。事实上已经有部分智能手机开始出现内置的相关传感器，用户使用智能手机就可以随时随地对身体进行监测。将来智能手机的健康功能将有可能成为差异化竞争的一大利器。

（2）健康档案

健康档案可以记录人从出生到死亡这段时间所有的生命体征数据，也可以记录用户自身所进行的涉及健康内容的行为和事件，具体包括用户的过往病史、疾病的诊断情况、家族病史的问题、个人的生活习惯、体检的相关情况等。

个人的健康档案与医院里的电子病历有很大的不同，将来或许健康档案能够形成统一的标准，并能与医院的电子病历实现对接，这样用户在查找医疗信息的时候会更加便利，同时也为医学研究提供了大量的数据。但是就移动医疗领域的发展现状来看，政府还没有对健康档案订立统一而严格的标准。随着人们生活水平的提高，人们的健康意识也越来越强，因此能够记录人体健康数据的健康档案也会受到更多人的欢迎，创业者可以以此为突破口，开发更多的发展空间。

（3）健康资讯

为用户提供健康资讯，早在互联网时代就已经有人在做了，典型的代表就是 39 健康网站。AppChat 认为，如果是单纯将一些健康教育和科普知识搬到手机上并不是实现移动互联网化。在移动互联网广泛应用的时代，在移动智能终端出现的健康资讯应该更具个性化，要根据用户个人的健康状况，向其进行精准的健康资讯推送，从而引起他们的注意。

（4）医生学术资讯

对医生而言，能够及时有效地获得学术资讯，可以推进医学研究的发展，为更多的疑难杂症找到更有效的解决方案。而有了智能手机在医疗健康领域的应用，可以让医生利用碎片化的时间了解学术资讯，充实自己的医学知识。在这一领域正开展得如火如荼的典型代表有丁香园和杏树林。

（5）诊断

有了移动互联网的覆盖，医生可以借助智能手机开展远程诊断，同时用户也可以进行自我诊断。要实现自我诊断，背后必须要有庞大疾病数据库的诊断系统作支撑，掌握健康和春雨掌上医生都在致力于开发和建立这种系统，这一系统的成功将推动移动医疗实现更大的跨越。

虽然很多人对远程诊断都抱有很大的期望，但是由于受到医疗服务特殊性的限制，很多诊断都需要医生在现场进行。如果不能克服这一障碍，要实现远程诊断就有点遥遥无期了。

（6）健康咨询

用户可以通过智能手机对一些生活中常见的问题进行咨询，这种健康咨询重点在于健康层面，而不是远程诊断的治疗层面。AppChat 认为，智能手机的普及，可以推动健康咨询应用的发展。"快速问医生"手机应用的迅速成长和发展就是最好的例证。或许在不久的将来，微信公众平台上会出来各种各样的健康咨询类应用程序。

（7）辅助治疗

智能手机在医疗健康领域的应用虽然不能完全替代一个医生对患者进行治疗，却可以成为医生治疗过程中一个有力的辅助工具，比如丁香园分别针对医生和用户推出了医生版和用户版的用药助手，对双方在用药方面都进行了良好的辅助。当然，智能手机在医生对患者治疗的过程中所起的辅助作用远不止此。在国内，用户对治疗过程都比较看重，因此可以说这一领域具有巨大的发展潜力，有待创业者进行深入挖掘。

（8）社区

在医疗健康领域存在的社区主要包括三种：医医社区、医患社区以及患者社区。好大夫是医医社区的代表，而丁香客则是医患社区的代表。在国外患者社区的示范和推动下，国内也出现了"和你在一起"患者社区，让患者在这个社区中找到自己的病友组织，并交流和分享各自的治疗经历和心理状态。

（9）家庭医生

早在几十年前，在欧美地区就已经兴起了家庭医生，并且受到民众的广泛欢迎，然而在国内，家庭医生还是一个相对比较新鲜的事物。"5U 家庭医生"是中国第一个私人家庭医生模式的移动医疗服务平台，用户利用智能手机和网络，就可以获得家庭医生提供的健康管理和预约就医服务，实现了让个人拥有私人家庭医生的美好愿景。同时，"5U 家庭医生"的出现也推动了"移动家庭医生"概念的成长。家庭医生运作的基础就是签约一位家庭医生，但是这一模式能否有效

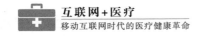
运作起来还需要时间来验证。

（10）预约挂号

预约挂号是所有患者在就医的过程中都需要进行的一个过程，这也是移动医疗领域众多创业公司关注的重点，不管是春雨掌上医生、好大夫还是"5U 家庭医生"都为用户提供了预约挂号服务。虽然预约挂号是一种刚性需求，但在医疗健康领域却存在严重的资源稀缺现象。而且要实现预约挂号服务需要利用公共的医疗资源，而政府在这一方面进行的严格管制使得预约挂号能否在市场上成长起来成为一个未知数。

◎ 移动医疗创业团队面临的挑战有哪些

移动医疗是未来医疗服务发展的一个重要趋势，因此人们对这一新兴的领域普遍看好。移动医疗作为一个新概念曝光率越来越高，社会各界关于这个概念的讨论也越来越多。

在 2014 年，移动医疗获得了井喷式的发展，不仅涌现了众多的创业公司，同时众多的资金也开始砸向这一领域。资金的扶持让移动医疗看上去很风光，然而在实际的发展过程中，移动医疗创业团队所遇到的障碍和挑战也不少。

◆ 人才匮乏

对很多移动医疗创业团队来说，难的不是找不到相应的技术精英或者比较精通医疗行业的人士，而是找不到能够同时胜任跨界翻译、对接、转换等职责并且能高效实现的人才。

移动医疗行业作为一个新兴的跨界领域，缺乏足够的人才来支撑行业的发展。

一方面，国内很多医生没有从心底里接受移动医疗，他们已经习惯了原先的工作流程，不愿意轻易尝试和改变。虽然很多患者相信移动医疗可以为他们带来更便利、成本更低的医疗服务，将其视为控制自身健康状况的方式之一，但是医生却对这种难以控制患者的情况产生了抵触。如果不能说服和引导医生主动进入移动医疗领域，那么移动医疗的发展将很难继续向前。

另一方面，由于医疗行业特殊性的要求，行业的门槛比较高。在我国，医生的工作压力比较大，而且医疗资源分布不平衡，医疗行业由于事关生死，受到的监管和限制也比较多，因此能够在移动医疗领域发展起来的医生少之又少，专业人才成为移动医疗领域急需的资源。

◆ 监管风险

医疗行业作为国民经济的重要组成部分，一直是国家重点监管的行业，因此移动医疗作为一个新兴的领域具有较大的政策和监管风险。在市场上出现的很多移动医疗应用，需要患者在其中要发挥主要的作用，他们运用这些应用自己诊断疾病，这其中就有很大的风险，如果出现误诊就有可能带来很严重的后果，因此国家一定会加强对这方面的监管力度。

在国家对移动医疗还没有形成比较完善的政策和监管的阶段，移动医疗发展中确定医生以及医疗机构的资质就是一个大问题。网站和移动医疗 App 能否拥有行医资格，需要得到相关部门的证实，与此同时，如何对移动医疗中可能存在的医疗责任进行鉴定也是一个难题。

不仅互联网公司开始跨界医疗卫生行业，移动健康领域也涌现了众多的创业公司，这使得医疗健康领域呈现了更加混乱的局面，已经有相关部门开始重点关注这个领域存在的问题。监管对移动医疗领域来说是有利有弊：

利：如果监管部门对移动医疗领域进行严格的监管，可以相应提高行业准入门槛，将不具备医学专业性的团队从该领域中驱逐出去，从而规范行业秩序。

弊：如果移动医疗纳入监管的行列，在一定程度上也会阻碍移动医疗领域的发展。中国是监管比较严格的国家，对移动医疗行业进行的终极监管就是牌照。如果国家要求牌照准入，那么整个行业的门槛就会被提升，企业要想申请牌照也需要一个漫长的过程。

◆ 现行的模式并不能解决医疗行业的根本问题

目前在市场上出现的移动医疗产品主要是为患者的挂号和支付流程提供便利，在实际的应用中也确实发挥了作用，为患者省去了很多烦琐的中间环节，节约了看病的时间，但是移动医疗产品这些功能的实现并没有解决医疗行业中存在的根本问题。患者虽然在挂号和付款方面享受了更多的便利，但是挂号完成后并不能立刻有医生进行诊治。

从移动医疗现行的发展模式来看，关键就在于能否抓住医生的实际诉求。不同医生有不同的需求，只有真正满足他们的需求，他们才能接受和进入移动医疗领域。

比如，一个医生在移动医疗平台上回答患者的一个问题能获得25元或者50元，而这个价位对很多医学专家是没有吸引力的。这种模式不能满足所有医生的需求，也不能从根本上激发医生使用移动互联网的动力。

对于移动医疗领域的创业公司而言，它们还没有形成比较坚固的壁垒，尤其那些缺乏核心技术的服务性公司在这一方面更是薄弱，因此移动医疗应用需要在专业和不专业中寻找到平衡点。

移动医疗创业公司要想获得一定的成效，应该设计出比较简单易操作的解决方案，能更好地适应和整合到医疗领域的基础设施当中，要确保将技术和医疗领域的人才联合起来，发挥出更大的价值。

◆ 创业公司怎样实现盈利

从现今移动医疗领域的发展来看，这还是一个烧钱的行业。在我国这种情况也未能幸免。我国幅员辽阔，医疗资源分布严重不平衡，80%的医疗资源集中在20%的城市，一些比较偏远的地区医疗资源严重匮乏，国家实施的传统的医疗下乡活动不能从根本上解决医疗资源分布不均的问题。

随着移动互联网在全国范围的覆盖率越来越高，移动医疗可以实现跨地域的沟通，偏远地区只要有移动互联网的覆盖，就能享受到更多的医疗资源，从而有效缓解医疗资源分布不平衡的问题，因此这一领域受到了很多公司的关注。

很多企业在跨界做移动医疗的时候都选择从移动医疗产业的各个点上切入，但是切入这一领域之后应该怎样实现盈利，怎样获得足够的收入来支撑他们的发展是困扰企业的一个大问题。在对民营医院、政府采购、企业雇主以及医药厂商的收费来源进行分析的时候，我们发现它们主要是在服务的基础上进行收费，而不是依赖传统的付费下载项目。

在欧美地区，保险与医疗行业已经实现了天然结合，并成为医疗健康产业链上重要的一部分，甚至可以对药品和服务定价产生影响。从欧美地区的移动医疗行业来看，为了能提高服务水平和降低费用，保险公司与移动医疗领域进行了深度融合，并成为移动医疗所构建的商业闭环上的重要合作伙伴。

但是从我国医疗行业的发展现状来看，医疗服务由于其专业性和特殊性在国内处于垄断地位，而移动医疗还处于刚刚萌芽的阶段，力量比较弱小。因此，中国的医疗健康领域，最大的支付方是医保，而不是商业保险公司。在国外，移动医疗公司所运行的商业模式大部分是由保险公司来买单，而国内多数的移动医疗公司所采用的商业模式是与制药公司合作将流量变现，保险公司在其中发挥的作用比较小。

国内的移动医疗还没有纳入医保系统，因此使用者需要自己掏钱。很多医生和消费者认为，移动医疗并不是仅仅依靠技术创新就能大获成功的，最关键的就是能够创造出可以满足用户需求的商业模式，只有这样，他们才会为这个产品慷慨解囊。但是这一点恰恰是移动医疗领域在发展过程中遇到的一个障碍，重要程度甚至已经超过了技术。

移动医疗为用户提供的产品和服务并非是由个人直接埋单，而利用第三方埋单，必然会牵扯到金融领域和支付工具的使用。而且医疗行业在未来的发展中还有可能会触及租赁和信贷工具，但是现在很多企业还没有意识到这一点。作为创业公司来说应该具有前瞻性的目光，率先在这一方面有所准备。

◆ 移动医疗未来的发展走向

对移动医疗行业来说，创业公司最先考虑的问题不应该是价格，应该紧跟市场消费主体和消费需求的变化走，抓住他们的需求痛点，帮助他们解决问题。这样你的产品才会得到消费者的青睐，进而在市场上获得更高的市场占有率。

移动医疗在未来大致有两种发展方向：数据精确化和社交化。

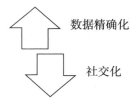

图 4 - 4　移动医疗的两大发展方向

（1）数据精确化：未来在移动医疗市场上会出现更多、更酷的移动医疗产品，用户可以运用这些设备或应用来测量自身的各种指标数据。目前测量的数据还比较粗糙，还有可能会漏掉很多信息，对医生而言没有多少价值。因此，数据的精确化将成为移动医疗发展的一个重要方向。

（2）社交化：移动医疗公司除了要研发出能够吸引消费者的产品之外，还要保证消费者在这次使用了之后还会继续使用，增强他们对产品的黏性，利用这部分用户创造更多的商业价值。用户可以通过硬件或软件将收集的数据上传至网络，跟家人和好友分享，这就是一种社交化的体现。

◆ 数据密度决定价值

移动医疗硬件的价值不再取决于硬件成本，而是取决于每天硬件所产生的数据量、数据的流动性能以及数据的对比分析所产生的价值。在这一过程中，硬件的功能只是进行数据采集，因此也可以将这些移动医疗产品当作一个数据源。一个完整的移动医疗服务平台包括硬件、数据传输、数据分析和数据反馈。一个服务平台的价值是与数据源的数量成正比的，数据源越多，平台的价值也就越高。

未来，移动医疗设备会与大数据有着更紧密的联系。如果仅靠硬件设备和在设备基础上的模式化分析不仅不能从根本上解决问题，还会提高成本。用户关注的重点不再是移动医疗设备单纯的计算能力，而是设备的外观。富有个性化的产品会更能吸引消费者的目光，设备的轻薄程度以及数据采集工作对正常生活的无碍性是影响和决定数据采集密度的重要因素。

一个设备只有产生足够的数据密度才会体现出它的价值。因此，对硬件厂商来说，要放弃硬件时代普遍采用的盈利模式，开创新的盈利模式。届时，厂商将不再以硬件销售作为唯一的收入来源，而是通过为用户提供满意的服务，让他们主动提供数据，并根据用户提供的数据为他们提供个性化的建议来实现盈利。

在未来移动医疗行业开创的新模式中，移动医疗公司提供的硬件和产品能够实现快速迭代。硬件会朝着更小型化、便捷、无感化的方向发展，同时还会集成更多的传感器，数据来源也会更加丰富，数据分析也拥有更多有效的数据可以进行交叉分析。这样一来，移动医疗不需要人的参与就可以通过数据智能化学习将人一天的生理活动都描绘出来，利用数据将这些行为量化，从而为优化用户生活提出有效的建议。

当移动医疗设备在人们生活中发挥的作用越来越大的时候，用户就会逐渐对它产生依赖性，并通过持续的付费来满足自身的生活需要，进而成为移动医疗创业团队的主要收入来源。

此外，移动医疗服务平台还应该运用一种全新的数据分析方式来分析数据，不要只是对单一的数据进行解读，而是要学会分析连续数据的波动性规律，并从中发现异常。比如在对慢性病患者进行监护的过程中，在刚开始的时候要与医生进行密切的合作，将移动医疗设备作为信息来源。慢性病管理以及病后康复也要有医护人员的专业配合，不要求监管的精度能达到医疗级别的水平，但是需要有一定的一致性和稳定性，能将其作为一个参考，与传统的数据积累结合进行智能分析。有了连续数据的分析模型，分析的基础就从原来的单一的体征数据转变为富有变化规律的体征数据，也就降低了对数据精度的要求。这样一来，移动医疗创业团队在进行硬件产品研发的过程中就可以在采集精度和成本之间寻找到平衡点了。

利用移动医疗设备以及大数据分析模型，就可以帮助用户在形成病症之前发现体征的异常数据，并及时对身体状况进行调整，有效避免疾病的产生。

◆ 移动医疗产品的大数据发展方向

如果要对移动医疗设备实现精准营销，首先需要有价值的私人数据，这其中就会存在问题。如果未经用户同意就对用户的私人数据进行分享，就有可能引起法律纠纷；而如果提供匿名化的集合性数据，无法实现精准的广告推送，这些数据就不能满足医疗机构的营销需求了。

大数据虽然是未来移动医疗领域发展的一个比较大的趋势，但是要想靠大数据来盈利，从目前来看并不是一件容易的事。这不仅需要有足够精确的数据，还要有数量的要求。尽管医生和制药厂家都非常希望能获得这些数据，可是还要考虑到用户接受度的问题。

虽然现在还不能确定移动医疗市场的规模会发展到什么程度，但是如果移动医疗设备的使用能成为人们生活中的常态，那么将有可能为移动医疗的发展带来一些新机会。

◎ 一个创业者的自白：我的互联网医疗项目为何会失败

Jeff Novich 创建了数字化医疗公司，并研发了"医患沟通平台"（Patient Communicator，PC），专门为医生提供患者的客户关系管理，但是后来 Jeff Novich 的数字化医疗公司最终走向了衰败。Jeff Novich 针对自己的失败进行了深刻而诚实的反思，并从中总结出了一些有价值的经验和教训。

以下是 Jeff Novich 在 2013 年进行的反思：

我的父亲是一位全科家庭医生，他可以诊断和治疗人体各个部位出现的疾病。2009 年的时候，父亲让我帮他研发一款产品，希望能让患者可以利用网络来联系和咨询他，省去要频繁接电话的麻烦。后来我就帮他开发了 Patient Communicator，这个平台是由患者门户网站、业务管理系统和医生的客户关系管理系统共同构成的，有了这套系统，我父亲的业务模式也出现了全新的变化。

在 2012 年 1 月，我正式进入 Blueprint Health，并成为第一批创业者。Blueprint Health 是纽约一家专注于医疗创新的孵化器，隶属于美国十大创业孵化器之一的 TechStars 公司。为了让医患平台走向商业化，我跟我的合作伙伴 Larry Cobrin 一共花费了三个月的时间。

我们通过狂轰滥炸的推销广告、参加各种各样的研讨会、广发邮件、利用福克斯新闻直播、广告宣传的方式，同时充分利用自己的人脉和 Blueprint Health 提供的客户资源，最终获得了一位付费的医生用户，同时还与一家电子病历公司达成了合作。

为了筹集到足够的资金，我们又花三个月的时间走访了 40 多个投资者。虽然我们做出了如此多的努力，但是最终还是选择放弃这个项目，主要的原因在于：

（1）业务 > 产品

Patient Communicator 是专门为我父亲的业务提供便利研发的产品，在研发的时候入手比较直接，没有做任何的市场调查，也没有对患者之于门户网站的需求进行过评估分析。这种为特定用户专门设计的产品要走向市场，实现商业化，是非常难的一件事。

在刚开始进行产品研发的两年时间里，我常常问父亲这些问题：其他医生也希望在自己的办公室里使用 XYZ 这些特性吗？其他医生也会遇到这样的情况吗？需要亲自处理吗？

通常情况下我都会得到父亲肯定的回答，也正因为这些肯定的答案，让我开发这个产品的想法更加强烈，我理所当然地以为我们研发的这个产品在市场上是供不应求的。但是我从来没有花时间去咨询一下其他医生是否也愿意使用这个平台。而其他进入 Blueprint Health 的创业公司都是从评估和发现产业的需求痛点开始的，这也是为什么他们在产品开发上迟迟没有进展的主要原因。

（2）根深蒂固的传统运作模式

医生在办公室中工作已经形成了一种根深蒂固的运作模式，他们根本不愿意改变他们的基础设施，也不愿意尝试用新技术来打破和扰乱原有的工作流程。在他们的办公环境中仍然保留着转盘拨号电话、传真机、纸图表、秘书等角色，向他们推销 Patient Communicator 就意味着要打破他们已经熟练的工作流程，从根本上对内部和外部进行重新调整：医生需要调整自己的流程和行为，工作人员也需要重新学习使用新系统来运作，对患者而言，他们也要学会使用新网站。

要让他们接受这些变化，需要经历一场漫长的斗争，否则根本无法实现。从电子病历来看，如果没有政府的补贴，也很少会有医生主动加入 21 世纪的电子病历，更不用说获取大量的用户了。

对于这场没有硝烟的斗争，取胜的秘诀就在于要给这些传统的运作系统提供相应的服务，并要有明确的回报。

ZocDoc 网站在运行中并没有涉及医生的办公领域，他们提出的标准就是每个月付给他们 250 美元，他们就可以帮助医生处理三四十个新病人。医生如果处理患者的纸质表格和传真需要比较大的开销，这是他们的问题，与 ZocDoc 网站没有任何关系。

同样在与 Five O Clock Record 公司进行的交易中，他们也没有触及到原有的内部工作流程，仍然是在外部进行的操作，只是与需要医疗记录的保险公司和律师事务所有所往来。他们仍然需要秘书拿着病历利用传真机工作 12 小时，秘书在其中还是发挥了主要的功能。但是在整个工作过程中，至少向患者发出请求以及收费是利用网站处理的。

（3）我父亲的运作只是例外，而非典型

在跟其他医生进行交谈的过程中，我发现我父亲与他们有着很大的不同，他乐于接受一些新技术，并且愿意进行尝试，改变原有的业务运作流程。他希望能运用新的手段优化工作流程，与人方便、与己方便。

他还支持和欢迎获得一个新的计费系统，前提是这个系统确实能够带来更多的实实在在的价值。然而与父亲这种想法不同的是，一个传统而典型的医生办公室会坚持使用同样的技术很多年，他们不愿意做出任何改变，并且恐惧这些即将发生的变化。

我父亲在工作的过程中会进行理性的思考，思考怎样才能降低成本，于是他非常倡导新技术的使用。这样一来不仅简化了业务流程，同时也缩减了员工，降低了人力资源成本。而我对市场的假设和评估更多是参考了父亲的建议和非典型的运作，不具有普遍性，过高地估计了市场前景，致使项目最终走向失败。

（4）医生阻碍了技术前进的脚步

我们在市场上发现了一个有趣的现象：医生们通常情况下都不愿意接受新技术，即便这项新技术的运用可以为他们带来不一样的变化。他们可能会花钱买最流行的 iPad，但是却不愿意采用最新的技术来改进工作流程，提高工作效率。

医患沟通平台如果想要运作起来，关键是要让医生认识到利用平台与更多的患者进行接触可以带来更多的收入，并有效降低工作的成本。但是现实的问题就是医生几乎从未想过要改变已经熟练的工作流程。他们在工作中还是全赖于传真机，还需要有员工接听电话。对他们而言，即便是停止自己的工作，也不愿意通过控制和更新他们的业务而实现更好的发展。

（5）医生们遥不可及

我在创业的过程中得出一个重要的结论：如果你没有一个足够明确和稳定的分销渠道或者合作伙伴，那么将很难得到医生的青睐。

不管是医药行业、保险领域还是团体业务和医院，为了能够吸引医生，他们费了不少脑筋，并投入了大量的资金，医生们也通常会被这些企业和领域所笼络。因此，你的项目要想引起医生的注意，首先就要绕开缠绕在医生周围的这些声音，将项目传播到医生那里。然而医生已经习惯了获得高质量和高水平的回报，比如提供午餐补贴、享受夏威夷之旅等，如果我们不能开出更诱人的条件将很难获得跟医生交谈的机会。

虽然坚持很重要，但是为此要付出的代价也是不可估量的，并且还不一定最后能得到回报。即便我们最后终于筹集到了项目启动的资金，我们也无法从根本上来扭转医生的意愿。

（6）患者门户网站走向了商业化

大部分的电子病历都是利用患者门户网站的系统进行运作的，相比之下，我们推出的产品要比这些门户网站的发展水平领先了五年。我们也曾经认识几十个这样类型的门户网站，发展状况令人担忧，但是这并不重要。

患者认为加入患者门户网站几乎没有任何改变，在门户网站上没有获得良好的用户体验；而医生也认为入驻门户网站提供的医疗服务是非常便宜或者直接是免费的，几乎绝大多数的医生都不愿意加入患者门户网站。

因此，在医疗领域出现的这样的产品，很难得到医生的认可，市场的接受度也很低，很少有医生愿意使用它。他们认为这种产品的估价也就在50~100美元/月。我们在对数十个EMR服务商进行走访和调查中发现，他们也得出了相似的判断。甚至有一个EMR服务商每个月愿意以20美元的费用跟我们进行长期合作。

但是我父亲使用医患沟通平台只需要付15%的管理费，并且不再需要雇用其他的职员，可以在节约成本的基础上为患者提供更加优质的服务。我确信医患沟通平台的价格可以实现200~400美元/月，但是遗憾的是最终我没有做到。

（7）拥挤的市场

我们在刚开始做产品的时候，是在没有任何市场调查的基础上进行的。现在想起来，在父亲要我帮他做产品的时候，我应该告诉父亲先在市场上找找有没有可以满足他75%需求的产品。如果当初我们真这样做的话，或许就不会开发 PC 了；就算是要坚持开发 PC，我们也已经充分了解了市场，并且知道了我们的产品在市场上的区别要素是什么。

因为我的父亲已经尝试过一些产品，并且对产品的漏洞、缺陷以及优势摸得很清楚了，通过父亲的经验我们就可以在产品开发的过程中追求产品的功能性差异，从而开发出更完美的产品。如果按照这种方式开发产品的话，我们就不用费脑筋向投资者解释什么是电子病历，以及我们的产品与市场上存在的患者门户网站有什么不同的问题了。

（8）缺乏继续进行下去的激情和勇气

毫不夸张地说，在做了大量的工作之后，我已经对医疗保健行业的发展现状以及实现创新式发展丧失了信心。刚开始意识到这一点的时候，我感到很生气，因为我已经亲眼见证了 PC 的使用为我父亲和 1200 位病人带去了诸多的便利，提升了父亲业务的经营效率。正是因为见证了这令人难以置信的效果，我义无反顾地加入了 Blueprint health，并决定也全身心地推动 PC 的发展。

但是后来在实践的过程中我意识到，在医疗领域真正赚钱的业务跟优化和提升全科医生的服务水平、质量没有关系。我们之所以没有得到客户是因为没有人对我们推销的模式感兴趣，医生关注的重点在于是否有更多的患者来就医，而不关心是否能高效率地办公。产品在发展的过程中遇到的障碍太多了，因此我就想不如放弃这个项目选择一个更容易产生效果的领域。

（9）缺乏首席技术官

我之所以将这一条原因放在最后，是因为我觉得这是导致我们项目失败中不太重要的一个因素。我们的创业公司需要有一个首席的技术官，并随之改进和复制产品。当我们发现有人对我们的产品感兴趣的时候，我们需要通过考核成本的方式来权衡是否要对产品进行改进和调整。

然而这并不是一个成功科技公司的工作，因此每天就需要一个合伙人来帮助你进行产品的完善和改进，并对产品的各项功能进行测试，发现赚钱的机会就先赚钱。但是我们跟大多数创业公司一样，没有足够的智慧做到这些。创业公司在发展初期常常遇到的问题就是，资金都投放在了计划的开展上，而非产品开发上，最终导致计划停滞或失败。

我希望医疗创业者能从我的失败经历中获得一些启示，虽然我对互联网医疗失去了信心，但是我知道仍然有很多人正在努力着。如果能够获得成功，不仅他们可以获得客观的回报，医患也能从中受益。我在医疗保健行业中并没有看到信息的快速流动所带来的患者真正的受益。或许医疗企业家们在这一领域的发展将有可能推动这一目标的实现，并确保医疗保健行业始终行驶在正确的轨道上。

【商业案例】AliveCor 的成功秘诀：掌握核心技术

2011 年才刚刚成立的 AliveCor 是美国一家生产心电图测量设备的互联网数字科技公司。2014 年 8 月，该公司生产的移动设备通过了美国食品药品监督管理局的审核，真正进入了数字医疗设备服务市场。

作为一个互联网初创公司，AliveCor 在传统医疗器械公司的环伺之下进入心电图监测设备市场，并在短短几年时间内就迅速站稳了脚跟，不断扩大着自己的市场份额。它的成长经验值得互联网医疗行业的其他公司学习和借鉴。

◆ 前沿的产品设计与专利技术

AliveCor 的产品包括 AliveCor Afib 监测器和 AliveECG 配套应用，二者配合使用，可以将智能手机变身为心电图监测设备，同时能够自动记录测量结果。

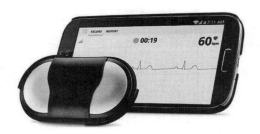

注：图片来自腾讯网。

图 4 - 5　AliveCor

首先，用户需要在手机上安装监测器 AliveCor Afib，这是一款类似于手机壳形状的硬件，可以套在机身上，方便用户随时使用。然后，用户下载并安装心电图测量应用软件 AliveECG，之后就可以测量自己的心电图了。

只要将手机压在指尖或胸部，AliveECG 应用就会自动显示并实时记录用户的心电图，同时将这些数据上传到后台服务器，服务器对这些数据进行计算整理，将分析结果发送回用户手机。这些结果帮助医生更迅速地进行诊断，节约医患双方的时间成本。所有这些服务全都免费，用户只需要花费 200 美元购买硬件设备，就可以享受终身免费的心电图监测服务。

2011 年 1 月，AliveCor 产品刚刚推出，并凭借这种新颖的设计思路很快赢得了市场的关注，随后这种设计逐渐在移动医疗领域流行起来。市场上类似的产品越来越多，然而 AliveCor 的发展并未受此影响，并且在 2011 年、2012 年先后融资 1350 万美元。

AliveCor 产品的核心竞争力并不在设计的奇巧，而在于过硬的传感器技术。这种将产品作为手机附件的设计必须依靠传感器技术才能得以实现，而 AliveCor 拥有这方面的专利技术，所以一直发展迅速。此外，AliveCor 非常重视临床研究，长期开展临床试验，从中取得了很多珍贵的研究成果。

◆ 以医生群体为主要目标

2012 年 8 月，AliveCor 尚未获得食品药品监督管理局的审批，无法进入医疗设备市场。当时，AliveCor 推出了针对动物使用的 AliveECG，用于猫、狗、马等动物的心电图监测。到 2012 年 12 月正式获批之后，AliveCor 开始向具有行医资格的医疗行业从业人员预售用于人的心电图监测设备，希望获得医生群体的认可，通过他们推荐给有相关需求的病患，并且专门为医生群体设计了便于应用的仪表盘，用于查阅病患的心率数据。

2013 年 3 月，AliveCor 心率监测设备以 199 美元的价格正式开售，全面开放了产品销售渠道。除了经医生推荐购买之外，普通用户还可以选择在官网直接购买。同时，AliveCor 产品也进入了欧洲市场，取得了欧洲地区的医疗设备销售许可。

AliveCor 为了进一步打开市场，通过与相关领域的其他公司合作，不断开发新的业务增长点。

2014 年 10 月，AliveCor 与生产老年人专用手机的 GreatCall 合作，推出 GreatCall 手机版本的心电图监测设备；12 月，AliveCor 牵手日本医疗器械公司欧姆龙，借用欧姆龙的线上商店和实体店渠道发售自己的产品。

199 美元的售价对于普通用户来讲并不便宜，因此 AliveCor 也不断努力降低设备的售价，从其他方面寻找价值增长点。比如采用剃刀模式，将设备和服务分离销售，降低设备的价格，然后针对监测报告收费。用户每一次提交监测结果换取分析报告，AliveCor 就收取一次小额度的服务费用。

对于心脏病患而言，花费一点钱换取一个安心的结果非常划算，因而有很多用户愿意为此买单。即便 AliverCor 的产品没有纳入医保报销体系，人们也会接受这种付费健康服务，因为相比于现实中的医疗检查，AliverCor 模式有着明显的成本优势。

比如病患去医院检查一次心脏功能需要花费 100 美元，而心脏不健康的人群需要经常做这种检查，几次下来需要花费的金额数目就会很大。即便大部分能够报销，自己支出的那一部分也高过 AliverCor 设备的售价，再加上往返医院以及在医院排队时需要花费的时间成本，显然 AliverCor 的性价比更高，并且使用更方便。

除此之外，AliveCor 还贴心地为用户设计了导医模式。在这种模式下，用户可以根据自己的情况选择最适合自己的医生。有意思的是，最初医生将 AliveCor 产品推荐给自己的病人使用，病人在使用 AliveCor 的过程中，又被这款服务推荐给了更适合自己的医生。

◆ 深挖数据价值，开发排查智能算法

AliveCor 能够监测用户的心电图数据，但是用户自身并不能根据心电图判断自己的心脏健康状况以及是否需要采取治疗措施，所以需要线下医疗资源的配合来完成整个服务。

2013 年 11 月，AliveCor 开通了基于 AliveInsights 模块的 O2O 服务，将心脏监测服务连接到线下医疗机构。用户的心电图数据直接发送给医生，由医生对这些数据进行专业的解读，然后将解读结果在 24 小时之内发送给用户，用户也可以支付少量费用购买加急服务。

在数据解读方面，AliveCor 在大量的临床研究数据基础上开发了一个心房纤颤排查程序，通过一套特殊的算法自动解读心房纤颤信号。一旦出现这种信号，就意味着用户面临中风和心衰的风险，需要采取医疗干预手段，用户也可以将分析结果发送给医生以再次确认。

在开发这一程序之前，AliveCor 已经完成了 110 万个心电图数据的

积累，这些数据中包含了很多房颤的状况。最终 AliveCor 选择了 20 万 ~ 30 万条包含房颤状况的数据，同时选择了 70 万条正常数据作为对比，用于开发房颤排查程序。

通过不断的计算和修正，最终 AliveCor 的房颤排查程序达到了 100% 的准确率。如果程序解读的结果是没有心房纤颤，那么用户就确定没有患此症状；如果解读结果出现了心房纤颤的症状，那么用户有 97% 的可能已经患此病症，需要联系医生进行进一步的判定。这一算法极大地抬高了 AliveCor 的技术门槛，将其与其他心电图监测产品区别开来。

这也正是国内互联网医疗最为缺乏的。国内平台将更多的精力投向了医生、渠道等资源的争夺，而技术水平整体偏低，缺乏核心竞争力，所以极容易被模仿和取代。

2014 年 8 月，AliveCor 对心房纤颤的检测算法已经获得了食品药品监督管理局的审批。AliveCor 采取多种方式向人们普及房颤的危险，甚至为此专门制作了房颤与中风关系的示例图。

研究心房纤颤的同时，AliveCor 也在进行对于其他症状的算法开发，希望最终能够开发出一个基于心电图的心脏病变综合排查程序，自动排查出有关心脏的各种病变。除了对心电图数据的研究，AliveCor 还计划搜集与用户健康有关的各项数据，包括居住环境、家族病史、生活习惯等，利用大数据技术挖掘各类条件与心脏健康的关联，进而给用户提供更多更好的服务。

AliveCor 的种种动作，表明这家公司对于挖掘数据价值的重视。AliveCor 的业务重心正逐渐从推广心电图监测产品转移到深入挖掘数据价值。

通过使用智能健康监测设备以及配套应用，进行自助式医疗，是互联网医疗的发展方向。这种模式能够大幅度节约医疗资源，同时也能够更迅速地满足患者的诊疗需求，打造更好的就医体验。从一定程度上来

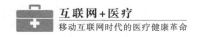
看，AliveCor 已经实现了心电图监测细分领域里的自助医疗模式。

◆ 对中国互联网医疗创业者的启示

AliveCor 作为一个互联网初创公司，经营模式非常简单，专注于在心电图监测细分领域深耕细作，努力给用户提供简单可靠的心脏健康监测服务。它的成功带给国内的同行很多值得深思的启示：

★ 国内的互联网医疗创业者应该认真考虑一下，自己提供的服务是不是真正为用户创造了价值，同时为用户节约了医疗成本。如果这两条都做到了，那么用户没有理由不接受你。

★ 这是一个信息技术时代，信息已经成为一种生产资源。尤其对于那些有数据积累优势的公司而言，如何深入挖掘数据的价值，利用数据资源获取更多的利润，是当下十分重要的任务。

★ 大数据时代对于数据的价值体现提出了更高的要求，在大数据基础之上，企业必须掌握核心算法才能提高自己的竞争力。

★ 借助医疗设备与应用软件来进行自助式医疗，是互联网医疗未来发展的方向。如何提高自助的程度，减轻对线下医疗资源的依赖程度，而不是一味抢夺线下医疗资源，是互联网医疗创业者应该重视的问题。

【商业案例】HealthTap 启示录：用游戏和社交提高用户黏性

生病是件痛苦的事，生病之后出门就医更痛苦，所以越来越多的人开始将视线转移到互联网，从网上搜索各种医疗健康信息。进

入移动互联网时代，医疗健康行业也开始向移动端转移，HealthTap
就是其中的代表。

HealthTap 是一家全程满足病人需求的移动互联网医疗服务公司，
为用户提供 7×24 小时远程问诊服务，包括从症状问题、虚拟咨询到在
线诊断和开具处方的一系列服务。2014 年，HealthTap 推出了远程医疗
服务 HealthTap Prime，为用户提供视频问诊服务，这项服务每月收费 99
美元。

到 2014 年 8 月，HealthTap 已经汇集了优质执业医师超过 63000 人，
注册用户 1 亿人，答复医疗问题 19 亿个，前后获得两轮投资超过 3500
万美元。从一个简单的单科医疗问答网站到全科目的在线视频移动医患
问诊平台，HealthTap 仅用了短短几年时间，可算发展十分顺利，它的
发展模式值得互联网医疗健康领域的创业公司借鉴学习。

◆ 无报酬医生为什么要积极参与

HealthTap 在 2010 年成立之初经过了一年左右的前期开发，2011 年 3
月获得了来自多名天使投资的 240 万美元种子资金，两个月后推出了移动
问诊产品，向用户提供专业的、免费的健康医疗问诊服务。当时的服务
仅限于妇产科和儿科，随着医生队伍的强大，服务范围逐渐增加到 100 种
疾病专科。

HealthTap 并不是最早从事这项服务的公司，但是 HealthTap 仍然取
得了惊人的发展，短短两个月就成功吸引了 6000 多名执业医生、500
家医疗保健机构，其中还包括了许多知名专家和机构。这其中固然有创
始人行业背景的原因，更重要的则来自于 HealthTap 游戏化的运营机制
和丰富的社交元素。

在 HealthTap 网站上，医生为用户提供医疗咨询服务，但不会因此
得到报酬，那么医生为什么愿意这么做？其实，医生在付出劳动的同时

能够积累宝贵的信誉，而这正是医生职业生涯最重要的无形资产。在服务过程中，医患双方各取所需。

HealthTap 采用了游戏化机制的设计理念，在平台上设置了各种奖项和名目精巧的评分系统，每位医生都配备有自己的"DocScore"分值，包含了医生本人的背景信息。根据提供的问诊服务，这个分值会逐渐提升。根据分值以及用户满意度等因素的变化，医生能够随之获得不同级别的奖章，分数越高，得到的奖章等级就越高。

在社交方面，HealthTap 网站也有自己的考量：医生与医生之间也可以通过点赞、道谢等操作进行互动，集齐了一定数量的道谢也能够获得相应的奖项，并且在互动中，答案提供者的知名度也得到进一步的提升；用户可以随时关注自己感兴趣的医生或者话题，下次登录时，关注内容的新状态就会被自动推送到用户主页，用户在互动活动中同样能够累积自己的"HealthScore"分值。

从这个意义上来说，HealthTap 更倾向于 Linkedin 之类的社交网站，只不过雇主与雇员变成了医生和有健康医疗需求的用户，同事之间的互评变成了医生之间的点赞和道谢。可以说，HealthTap 不是一个单纯提供在线问诊服务的网站，还是一个医患互动交流平台，同时还提供个性化的健康资讯，并且这些资讯都来自于优秀的专业医生。遗憾的是，这些信息都非常简短，无法实现深度诊断。

HealthTap 不是一个盈利性项目，它对所有用户全部免费开放，并且不做广告，没有任何盈利渠道，以成为正规卫生信息领域内的关键资源为己任，开发可搜索的医生名录，为用户提供专业的金牌问诊服务。

◆ 移动 App 支持下的小额交易

2011 年 12 月，粗具规模的 HealthTap 顺利完成了 1150 万美元的 A

轮投资，并将之用于移动端 App 和收费功能的开发。2012 年 6 月，HealthTap 的移动 App 开通了收费功能，推出了付费即时沟通问诊服务。使用这项服务，用户可以得到即时回复，但是需要交费，一次 9.99 美元，第二个后续问题 4.9 美元，此后追加的问题不再收费。

这项服务推出之后得到了热烈回应。对于用户来说，总共不到 15 美元的价格相当有吸引力，比门诊便宜太多，而且用户还可以将自己的就诊信息安全地存储起来，方便日后查询，这一功能对于需要长期求医的用户尤为适用；而医生也不介意抽出几分钟时间对一位病人进行初级问诊，对于有进一步诊断需求的病人，还可以导流至线下的诊所。

◆ 收购合并避免不必要的重复建设

在 HealthTap 的计划中，网站要开发出可搜索的医生名录，包含排名、同行评估以及预订信息。而平台本身还不具备这些功能，为了避免不必要的重复建设，HealthTap 选择了收购其他网站来补足自己在排名、评估方面的短板。

2012 年 11 月，HealthTap 收购了提供排名服务的点评门户网站 Avvo 的医疗业务。Avvo 自 2010 年起针对医师群体提供排名名录，全美国 90% 医师的信息都可以在这里查到，包括他们的教育背景、诊所信息以及相关认证等。借助这次收购，HealthTap 一跃成为美国最大的移动医师目录，目录中汇聚了 120 万名医师的各种职业信息，同时 HealthTap 也成为最大的在线点评门户网站。

HealthTap 的飞速发展吸引了资本市场的更多关注。2013 年 5 月，HealthTap 顺利完成了 2400 万美元的 B 轮融资，同时董事会吸收了移动支付巨头 Square 的前任首席运营官 Keith Rabois，可以预见 HealthTap 在支付领域的发展将更进一步。

◆ 视频、包月、处方

局限于文本信息表达的问诊只能停留于诊断的初步阶段，无法深入，因而也无法开具处方，而即时视频工具的使用可以让医患双方无限贴近于面对面的交流，实现远程诊断。出于这个原因，2014 年 7 月，HealthTap 在问答式咨询基础上开通了视频问诊付费包月服务 HealthTap Prime，每月收费 99 美元。

通过 HealthTap Prime，用户就可以与专业的医生进行视频交流，完成远程诊断，必要时医生也可以为咨询病人开具处方。如果再支付 10 美元，就可以增加一个家庭成员享受这项服务。另外，Prime 用户还会收到系统基于自己的健康档案推送的个性化信息流，比如相应的医生回复和文章等，还有医生认可的其他医疗类应用，以便于更好地进行自身健康管理。同时，用户的健康记录也会自动开放给服务的医生，用以辅助诊断。

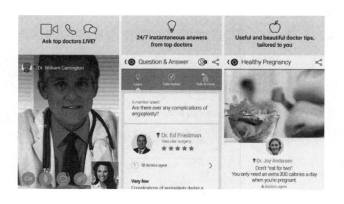

资料来源：中搜资讯。

图 4－6　HealthTap 界面

对于偶尔得次感冒的健康人群来说，HealthTap Prime 这种包月服务算得上鸡肋，但是对于经常需要跑医院的慢性病人群和老弱病残群体而言，每月支付 99 美元就可以随时享受家庭医生式的服务，性价比无疑很高。这类人群往往需要长期服药，需要专业人士的健康指导，正是 Prime 包月视频问诊服务的目标用户。

随着环境污染的加重以及人们生活节奏的加快，慢性病患者不断增加，对于社会医疗资源以及医疗成本造成了越来越重的压力，这也为 Prime 提供了巨大的市场机会。未来，如果 HealthTap 纳入社会医疗保险体系，Prime 的市场将更为庞大。

在平台工具方面，HealthTap Prime 具有很强的兼容性，支持多种系统，可以在 PC、iPhone、iPad、Android 系统平台运行，几乎覆盖所有的智能设备；对于医生而言，工作不再局限于某一时间地点，更加自由，而且根据工作量和病人对服务的满意度，医生还可以取得相应的报酬。通过这项服务取得报酬的医生已经多达几千人。

虽然实施收费模式的原因不得而知，但是 HealthTap 确实凭借庞大的用户规模以及优质医生资源逐渐成为全方位的移动健康服务商，这一点是毋庸置疑的。基于积累的医疗健康资源，HealthTap 的未来存在无限可能。

2014 年 6 月，HealthTap 推出了可穿戴设备 App，更全面地覆盖了人们的生活。自此之后，除了电脑、平板和手机之外，HealthTap 还可以安装在智能手表、智能手环上，哪怕你正在跑步，也能随时了解到 HealthTap 平台上的各种动作。

在不断增长的移动医疗领域，HealthTap 已经是无可置疑的行业领导者，并且还在继续扩张自己的领地，面向医疗团队、医院、移动应用开发团队、健康内容发布机构、保险公司、医疗设备制造商等各种机构招募合作伙伴，寻求基于数据共享的合作机会。HealthTap 正努力在移动医疗体系生态圈中占据更重要的地位，将自己打造成最关键的链接。未来，这个移动医疗平台将绽放无限可能。

◆ 对国内相似创业公司的启示

我国移动健康医疗领域也有一些与HealthTap模式类似的创业公司，比如春雨医生、好大夫、寻医问药等，这些网站也提供在线问诊服务。但是由于我国国情与美国差别巨大，医疗体系不同，所以国内网站无法照搬HealthTap模式。比如美国问诊收费较高，是医生收入的重要部分，也是病患医疗支出的大头，然而我国问诊费用只有十余元，所以国内在线问诊服务在成本方面几乎没有优势。

虽然如此，HealthTap的成功仍然具有一定的借鉴意义：

★ 游戏化的运营机制和丰富的社交元素是HealthTap迅速吸引医生群体、保持高用户黏性的法宝，国内公司也可以借鉴这种方式，活跃平台氛围。

★ 要实现在线开具处方，凭借现有的"轻问诊"模式无法成功，而HealthTap推出的视频问诊服务不失为一个有效的解决方案。

★ 要扩大公司的业务范围，涉猎更多的生态链，重新组建新的研发团队，工作量大且耗时漫长，对于资金充盈的公司而言直接收购成熟的公司不仅能够迅速收到成效，而且大大减少了行业内的重复建设。

★ 远程问诊模式更适合需要长期医疗服务的慢性病患者等身体较弱的人群，针对这些人群的服务市场挖掘大有可为。

★ 如果市场大环境良好，那么行业内的单个公司就会发展得更为顺遂。在这一点上，国内移动医疗平台应该向HealthTap看齐，用开放的心态打通行业生态，为整个行业的发展铺设更好的环境。

★ 企业想要做大做强，就必须把眼光放长远，不要纠结于眼前的利益，这一点对于所有行业的创业公司都同样适用。只要有足够的资金支撑，企业可以放弃短期的利益，先贮备好用户资源，努力挤进第一梯队，未来就会有无限的机会和可能。

Part 5

移动医疗：开启智慧化医疗健康新时代

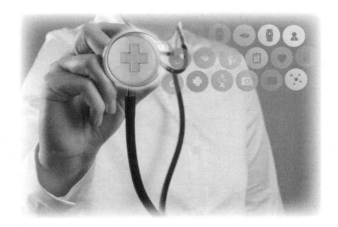

◎ 移动医疗能给你带来什么

最近一段时间，"移动医疗"这个名词被越炒越热，其实，早在很久之前，就出现了传统意义上的移动医疗，比如手术汽车、轮船医院、体检大巴、飞机医院以及远程医疗等。

移动远程医疗从产生到今天已经走过了三个重要的发展阶段：萌芽期、成长期、快速全面发展期。

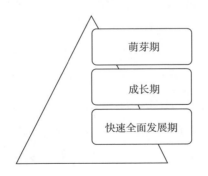

图 5 - 1　移动医疗的三个发展阶段

（1）萌芽期（20世纪60年代到80年代）

美国国家宇航局对飞行中的宇航员进行医学保健遥测和监护，从而催生了远程医疗的概念，但是因为当时信息技术不够发达，能够传送的信息量有限，所以远程医疗的发展比较慢。

（2）成长期（20 世纪 80 年代后期到 90 年代后期）

通信技术和电子技术的不断发展和进步，推动了远程技术的发展，美国在远程会议、远程会诊以及医学图像的远距离传输等方面取得了较大的进步。

（3）快速全面发展期（20 世纪 90 年代至今）

随着互联网技术的发展，远程医疗开始广泛应用在医疗领域，远程医疗的发展更加快速、全面。同时，远程医疗也不再局限于专业的研究领域，而是逐渐走进人们的日常生活，为人们提供更加个性化的服务和更便捷的体验。

◆ 移动医疗革命催生了一系列智能医疗产品

物联网技术的逐渐发展、应用以及智能手机的普及让远程医疗迎来了一个新的机遇。远程医疗融合了云计算、云服务等互联网技术和手段，催生了众多的智能健康医疗产品，比如远程心电仪、远程血压仪等。通过这些远程设备，远程医疗可以为用户提供随时随地的医疗监控服务，帮助用户及时做好疾病预防。远程医疗逐渐从原来的疾病诊治走向了疾病预防的阶段，移动医疗领域迎来了一种真正意义上的变革。

国际医疗卫生组织 HIMSS 将移动医疗定义为 mHealth，即 Mobile Health，就是运用移动通信技术和移动设备为用户提供医疗信息和服务，比如移动电话、卫星通信以及 PDA 等。移动医疗领域的变革主要表现在两个方面：

★ 在移动医疗领域，涌现了各种各样的医疗健康类 App，可以适用于 Android 以及 iOS 等移动终端系统。

★ 移动医疗领域还出现了各种用于数据采集的可携带医疗设备，可以对医学影像资料以及生物体征数据进行收集，并将这些数据上传至网络，实现共享。

◆ 可携带医疗设备已经在医疗领域发挥作用

互联网医疗的发展使得各种移动医疗设备开始得到广泛的应用，在这一领域出现的可携带医疗数据采集设备有专业和非专业之分：专业的设备可以获取生物体征数据，包括心电图、血糖、生物影响、血压等；而非专业的设备，比如手表、手环、感应器等主要功能是收集生物体征数据和运动数据。

移动医疗已经不再是一个高不可攀的概念，它在人们的日常生活中开始扮演重要的角色。可携带医疗设备的出现为传统的医疗服务起到了良好的补充作用，移动医疗的发展也可以改善我国医疗资源分布不平衡的现状，从根本上缓解"看病难"的问题。

◆ 可以随时监控健康的可穿戴设备

可穿戴设备的发展为传统的医疗行业带来了翻天覆地的变化，医疗的细分领域也开始逐渐走向智能化。那么在移动医疗市场上主要有哪些可穿戴设备比较盛行呢？

（1）心脏监护

在心脏病的监测和治疗过程中，仅做一次心电图不能对患者的病情进行有效的诊断，还需要有连续数据的支持。可穿戴设备就在其中发挥了重要的作用，它可以对患者的心电数据进行连续性的监测，从而为医生的诊断提供更有价值的参考。

可穿戴式心电监测设备除了可以随时跟踪记录患者的动态心电图之外，还可以记录患者一天的心电活动，包括患者休息时、睡眠时以及进餐时的心电数据。这样 24 小时全天候的监测可以及时发现平常的心电图中不易被发现的异常情况，比如心肌缺血、心率失常等，可以成为医生进行诊断以及临床病情分析的重要依据。

比如 iHealth 推出的无线动态心电图监测设备，可以放置在衣服里面，对用户的心电图数据进行收集，并将这些数据利用无线网络传送至用户的手机中。手机在接收到数据之后会自动发送到云端，这样医生就可以更加方便快捷地获得这些数据。

（2）血压监测

高血压是一种动脉血压升高的慢性病症，对人的生命健康具有极大的威胁。患有高血压的病人在测量血压的时候需要将这些数据记录下来，进行汇总后交给医生，作为医生诊断和制订医疗方案的重要依据。

传统方法不仅记录的数据不够全面，而且需要耗费比较多的时间和精力，而可穿戴式医疗设备可以对患者的血压数据进行 24 小时的动态监测，并可以将不同时段的血压数据提供给医生。

新型自动血压计也是市场上的一种急迫诉求。在医疗领域普遍使用的水银血压计不仅使用不方便，而且在携带的过程中容易使水银外泄，影响测量的准确性；而示波法电子血压计虽然在使用和携带上都比较方便，但是测量的误差比较大，容易导致误诊。新型的自动血压计运用了听诊法原理，通过血压计内置臂带的电子听诊器探测柯氏音，并利用压力传感器自动对压力值进行记录。

（3）血糖监测

在以往进行血糖监测时，一般记录的数据都是用户餐后或者空腹状态下的血糖，这样测量的数据只能反映在某个时间段的血糖水平，而不能代表患者总体的血糖状况，并且测量的数据容易受到患者饮食、情绪以及身体糖代谢等因素的影响。如果仅仅依据这些数据进行诊断的话，极易出现误诊的情况。

而可穿戴式医疗设备可以对患者的血糖水平实现动态的监测，从而更全面地了解患者的血糖变化，及时发现患者血糖中出现的异常，降低糖尿病并发症的发生概率。

（4）健康管理

随着生活水平的提高，人们的自我健康意识越来越高，各种用于健康管理的可穿戴式医疗设备开始广泛地应用。这些设备可以对用户的体征数据进行实时监测，从而对用户的体质和健康状况进行准确的评估，还可以根据用户自身的状况提供一些有关饮食、睡眠以及运动等方面的个性化建议。市场上已经出现了多种类型的与个人健康管理相关的可穿戴式医疗设备。

未来，随着智能手机的不断进化、发展，手机硬件显示的精度将越来越高，存储能力更强，网络更快，手机硬件将成为推动移动医疗发展的重要因素。随着监测设备的不断进化和发展，医疗检测将逐渐实现家庭化和小型化。

未来，可穿戴医疗设备将占到整个可穿戴设备市场 50% 的份额，可穿戴设备在医疗领域的应用将为医疗器械行业带来一场变革。可穿戴式医疗设备不仅可以对人体的血糖、血压、体温、心率等体征数据进行监测，在疾病的治疗中也可以发挥重要的作用，比如智能眼镜可以帮助老年痴呆症患者降低遗忘的概率，电离子透入贴片可以帮助患者治疗头痛病等。

除此之外，在疾病治疗的过程中还有可能会用到以下治疗技术：

★ 电疗

所谓的电疗就是利用不同类型的电流和电磁场治疗疾病的方法，是物理治疗方法中最常用的方法之一。主要的原理就是通过电刺激放松肌肉，从而促进某些因子的分泌，达到治疗的效果，慢性疼痛的治疗、毒瘾治疗、四肢瘫痪治疗等都可以运用这种治疗方法。因为这些治疗需要进行长期或者间歇性的刺激，所以也有可能转化成为可穿戴设备来应用。

★ 磁疗

磁疗即磁场疗法，就是以磁场作用于人体治疗疾病的方法。磁疗磁场会对人体的电流分布、膜系统的通透性、生物高分子的磁矩取向以及荷电微粒的运动等产生影响，并改变组织细胞的生理和生化过程，产生消肿、镇痛等作用。

目前在市场上有关的可穿戴治疗设备有磁疗帽、磁疗腰带、磁衣等，功能有降血压、降血脂、镇痛、消炎等，但是其实际的效果仍然需要进行深入的评估。

★ 超声疗法

超声疗法是利用频率在800～1000千赫的超声能以各种方式作用于人体以治疗疾病的方法，利用超声可以刺激组织再生和增加纤维组织的延伸性，从而帮助患者减轻疼痛，消除肿胀。

★ 透皮给药

透皮给药系统亦可称为经皮吸收制剂，是指在皮肤表面给药，使药物以恒定的速率通过皮肤，进入人体的循环系统，从而产生治疗作用的治疗系统。进行药物透析的方法主要有两种：一种是物理法，比如超声导入、离子导入、光械效应促渗等；另一种则是化学法，比如化学促渗剂、前体药物、超饱和溶液等。

透皮给药的优点在于：药物的吸收可以不用受食物、运转时间以及消化道内 pH 值等因素的影响，同时还可以持续控制给药速度，灵活给药。透皮给药系统已经成为近些年来医疗领域研究的一个热点，未来可穿戴治疗系统也将在这一方面有重大发展。

◆ 移动医疗 App 的价值

在移动医疗领域涌现的各种手机 App，在医疗行业确实发挥了重要的作用。手机 App 可以根据患者的问题进行分诊和疏导，同时 App 中还有比较严格的多级导诊程序，可以在患者和医生进行沟通之前就对患者的问题进行筛选，为医生的网络问诊减轻负担。

移动医疗 App 在医疗领域发挥的作用如图 5-2 所示。

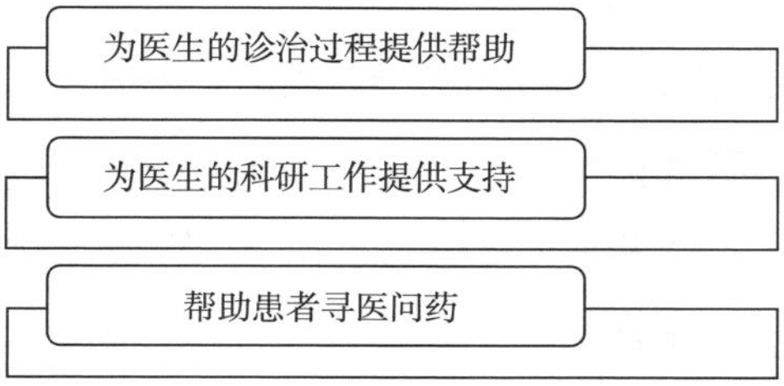

| 为医生的诊治过程提供帮助 |
| 为医生的科研工作提供支持 |
| 帮助患者寻医问药 |

图 5-2　移动医疗 App 的价值

（1）为医生的诊治过程提供帮助

在移动医疗 App 的服务模式中，医生发挥主导作用，而且这个服务模式是一种封闭的系统，只有经过医生授权，病历才能够在不同的医生间实现流转。不仅保护了患者的隐私，也可以维护医生的权益，有效避免病源的流失。移动医疗 App 可以在医疗领域提供个性化的管理，从而充分发挥医生管理和调配医院资源的主动性。

（2）为医生的科研工作提供支持

医生在得到病源后可以让患者在手机上安装一个科研随访 App。对医生来说，不仅可以通过手机 App 与患者进行在线交流，还可以向患者发送一些相关的研究事项以及科普文章；对患者而言，使用手机 App 可以在接受访视的时候收到相应的提醒信息，从而做好被访视的准备。有一些访视内容也可以直接利用手机 App 来完成，更加方便快捷。

医生在进行访视的过程中还可以积累一些潜在的患者资源，并通过手机 App 对这些潜在患者进行跟踪和维护。当有临床试验需要的时候，这些维护的患者群体就可能转化为一种可以利用的资源，为临床试验提供更多的支持。

（3）帮助患者寻医问药

许多以移动 App 开发作为入口进入移动医疗领域的初创公司，以患者为导向设计开发可以进行寻医问药的咨询工具，注重即时性和高效性。

在移动 App 上，患者可以通过悬赏的方式提出医疗问题，而医生会根据自己的时间和擅长情况进行抢答，这种方式得到了众多医生的认可。在平台上患者可以提出自己的疑问，医生也可以根据情况做出回答，患者根据医生给出的答案进行评价，医生可以从中获取一定的报酬。评分比较高的医生拥有被优先推荐的权利，也就是说医生的评分越高，获取收益分成的比例也就越高。

◆ 移动医疗面临的挑战

从中国移动医疗领域的发展现状来看，移动医疗的发展重点仍然放在前端，并致力于依靠技术的提升来改变服务模式和数据收集。中国的移动医疗领域，弱点就在于数据、技术和服务的打通，将业务向产业链的后端延伸，注重在诊断以及个人健康等方面的发展。

中国还没有形成真正有效的模式可以发展产业链后端的业务，但是各个巨头都在这一方面做着积极的努力和探索。风投公司和互联网巨头在产业链前端进行了快速的布局之后，都纷纷将发展的重心逐渐向后端转移。

虽然移动医疗拥有比较大的发展空间和潜力，但是就目前来看，中国的移动医疗也面临了诸多的挑战。

（1）功能简单，缺乏专业性

国内市场上出现的面向大众消费者的可穿戴设备，功能比较简单，主要测量和跟踪用户的心跳、体重、运动量以及呼吸等常规性的指标，测量的准确性不能达到医学领域的标准，要成为医疗行业的参考依据还有一定的距离。

在美国，如果一款 App 要成为临床诊断的重要参考，需要经过严格的测试和筛选。App 只是针对某一方面的疾病，测量的精确度也比较高。这些可以适用于临床的 App 和硬件不是普通的大众消费类产品，审批的过程比较严格。这类 App 和硬件会有一部分涉及医生处方，因此需要有较高的专业性，而中国市场还没有出现这种类型的产品。

（2）无法实现大数据共享

对于在移动医疗领域出现的电子病历来说，最有价值的部分就是电子化的实验室报告和各种类型的检查，而这一部分也是中国移动医疗领域在发展过程中遭遇的瓶颈之一。

国内每一个医院运行的电子病历都没有统一的标准和格式，而且不同医院之间的电子病历也不能实现共享。更何况大多数的实验室报告都是纸质的材料，如果要利用电子病历进行远程诊断和治疗，患者需要自己扫描材料然后上传，这一过程就比较麻烦。正因为如此，很多医生和患者都不愿意主动去做。针对某一个领域和疾病设计病历模块效果要比全面出击获得的效果更好，可以针对不同的慢性病症设计不同的病历模块，比如高血压、糖尿病等。

（3）远程医疗系统存在诸多限制

由于目前政策对远程医疗领域的监管以及缺乏电子化档案的问题，前端的技术和数据很难通过电子病历这个中间桥梁与后端的业务连接起来。电子病历目前更多是扮演实现线上与线下连接的枢纽，为医患之间的沟通提供辅助作用，引导线下的医疗诊治过程。随着移动医疗的广泛应用，公立医院将面临更大的发展压力。会有更多的医院鼓励医生走上平台为患者提供医疗服务，从而有效提升品牌的影响力，为医院带来更多的病患资源。

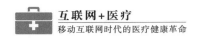
◎ 智慧医疗 App：你的私人健康管家

苹果将 Apple Watch 与 HealthKit 结合在一起，提前把未来人们的健康管理方式变成了今天的现实。

HealthKit 是一个能够收集和分析第三方健康应用数据的个人健康数据管理平台。该平台还可以与医疗机构展开合作，允许医疗机构使用、分享用户的健康数据。用户也可以在 HealthKit 中看到自己每天跑了几公里、睡眠时间是多少、消耗了多少卡路里等健康数据。

HealthKit 同时能够整合 Apple Watch，对佩戴者的健康状况进行实时监测，让用户在 iPhone 上就能看到自己身体的相关信息。

《华尔街日报》网络版评论道："苹果在过去多年中颠覆了唱片、手机等众多行业。如今，苹果又把目标对准了运动和健康领域。"这种创新性的整合模式消除了医疗机构、健康应用和可穿戴医疗设备之间的层层壁垒，苹果推动了智慧医疗的普及，必将会给我们的健康生活带来重大的变革。

可以预见，未来人们的健康出现状况时，在任何地方都能第一时间得到医生的诊治和救护，今后的可穿戴设备和健康 App 不再局限于监测体温、呼吸频率、血压、血糖、心率、血氧含量等人体的健康指标，而是一个综合性的健康管理平台，通过把佩戴者的健康数据同步传送到医疗机构的数据库，实现病人与医院、医护人员、智能可穿戴医疗设备之间的高效互动。

如果用户体温偏高，手机 App 就会立即向用户建议使用与症状相符合的药物，并附带药物的正确用法。

如果用户心脏病突发或晕倒了，其佩戴的智能手表或手环会第一时间向急救中心发送病人的定位信息和求救信号。

　　用户与医院预约好了就诊时间，在去医院就诊之前，医生就会从数据库中查看到用户的健康数据，辅助诊疗……

　　这些都会在不远的将来变成现实，人们的生活将逐渐告别"跑医院挂号、排队、诊断、取药"等复杂的就诊程序，这就是移动智能医疗带来的更加高效便捷的医疗方式。

　　然而，为何可穿戴设备已经火爆了很长时间，却迟迟停留在监测数据的层面呢？其实不管是智能健康管理的硬件还是软件，真正的瓶颈问题是数据共享难以打通医疗机构这一环节，苹果 HealthKit 的诞生为众多可穿戴设备厂商开启了一种新的可能。

　　谷歌早在 2008 年进军电子健康领域时，就与 CVS 药房和 Withings 等医药企业联合提供了一项名为 Google Health 的健康数据分享服务，让用户可以在谷歌的健康平台建立个人健康数据，从而更加便捷地获得健康服务。可惜的是，Google Health 当时没有整合主流的医疗服务以及保险机构，并且当时也缺少像谷歌眼镜这样强大的硬件支持，所以在 2011 年最终宣告终结。

　　不过，受益于搜索引擎所获得的海量数据资源，谷歌搜索本身也是一个非常受欢迎的用户自我诊断平台。皮尤研究中心的数据显示，有 35% 的美国人喜欢通过谷歌搜索病症对自己的病情进行诊断，因此谷歌也获得了"Dr. Google"的雅号。而谷歌 2014 年底推出的专注于运动数据汇集和分享的 Google Fit 则能够从第三方健身设备、应用中提取数据，汇聚成大数据。然而，当前 Google Fit 并不能支持主流的医疗机构。

　　另一个互联网巨头微软也在卫生健康领域进行了积极的尝试，微软早在 2007 年就推出了一项基于网络储存的医疗健康服务 HealthVault，这项服务的用户可从将近 150 个应用软件以及 200 多种能够兼容的第三方设备上下载医疗检测、用药史等医疗数据。

虽然 HealthVault 拥有一个 iPhone 和 Windows Phone 的应用，然而实际的应用体验却并不十分理想，很多功能更加倾向于 Windows 设备，因此影响力有限，并未聚集到太大规模的用户数量。谷歌与微软的尝试并未让移动智能医疗得到普及，而如今苹果正凭借其在硬件领域强大的影响力把移动智能医疗逐步推广到普通大众。只需要配备一件可穿戴设备、一部智能手机和强大的移动网络，人们的健康就会得到更加实时全面的保障。

正像人们如今使用手机看新闻、购物、打车、玩游戏、聊天一样，移动互联网也正在推动全民医疗向移动化、个性化的方向前进。当前，有大约一半的手机用户使用过移动医疗应用，未来智能手环、智能手表、智能健康监测等产品将会得到更广泛的应用，人们将会使用各种智能便携终端和传感器，进行更加有效的健康数据的测量和管理。

◆ 智慧医疗的未来图景：2060 年的某一天

★ 场景一：7∶00 用户醒来了，拿起自己的智能手机就会接到健康管理软件发来的第一个通知。它会告知用户昨晚的睡眠质量、心跳、血压等生理健康信息，并给出保健建议，还会把这些数据存入个人医疗数据库。

★ 场景二：9∶25 在会议室中，个人药品管理软件向用户发送了提醒准时吃药的通知。用户前一段时间因病住院还处于康复期，用户的主治医生能够及时了解他的用药情况并进行监督和管理。

★ 场景三：10∶00 在办公室中，医院的病人管理软件向用户发来了提醒通知："您已经成功预约了医生的诊疗，时间是 15 分钟，如需变更预约请告知系统。"

★ 场景四：11∶45 在餐厅吃午饭时，用户忽然想起下午父亲要去医院看病，提前把他数据库中的病例信息发到了医院的中医医师病人管理档案中，可以协助医师在看病之前进行病情分析。

★场景五：13∶30 在家中，用户向单位请假去医院做全面体检，登录全国医院医疗平台预约系统软件提前预约了体检时间，系统为用户安排在 17∶30 接受体检。

★场景六：17∶30 用户如约在医院接受全面体检，医院的系统软件很快就把检查结果发到了用户的手机上，告知用户所有的体检指标一切正常。

★场景七：19∶00 在健身房中进行力量训练时，用户佩戴的智能手表把监测的身体数据和运动情况自动实时发送到了大数据平台上，与用户的健友共同交流分享。

◆ 未来我们如何利用智慧医疗 App 进行健康管理

（1）采集个人数据

当前智能终端能更加方便、实时地测量体温、心率、血压、卡路里消耗等指标。未来，将会出现更多基于移动网络的便携式智能测量仪器，还会增加白细胞、血糖值、B 超、心电图等监测功能。很多目前只能在医院进行的检查会逐渐转移到智能终端上，配合云计算和医疗专家系统，用户就能够随时随地接受专家的诊断。

（2）提供移动化的医疗咨询服务

目前大多数智能终端只是具备简单的提醒功能，大都缺少专业医疗技术的支持。在可以预见的未来，智能终端能够为用户提供专业的医疗咨询服务，康复、推拿等手段也有望实现移动智能化。如果分子水平的 3D 终端打印设备研发成功，甚至可以直接为用户打印药品或者运用纳米机器人进行治疗。

（3）搜集更大规模的健康数据

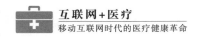

　　随着大数据的发展，智慧医疗领域将会对生活方式、环境要素、个人基因组，甚至实时的血压、心跳、激素等健康数据进行搜集，通过对更大规模的健康数据进行分析对更多疾病形成更深刻的认识，促进医疗技术和研究的长足进步。

◆ 6 款智慧医疗 App

　　★ FitPort

　　价格：12 美元

　　FitPort 的定位并不只是一款计步器或运动 App 应用，而是定位于打造用户手机里的健康中心。它会先让用户选择自己想要对哪些健康数据进行连续记录，然后向系统内置的 Health 申请取得授权。当前，FitPotr 共支持监控的记录包括骑车里程、步行距离、步行数目、爬高高度、卡路里消耗量、摄食量、体重以及体脂率在内的 8 项数据指标。

　　★ Motion 24/7 SleepTracker

　　价格：0.99 美元

　　Motion 24/7 SleepTracker 是一款性能卓越的睡眠监测 App，该应用同时还具备心率监测和运动监测功能。用户只需把手指放在 iPhone 手机的摄像头和闪光灯上，相机的传感器就会记录用户的脉搏跳动数据。另外，这款 App 还能够通过话筒来监测用户在深度睡眠时是否存在打鼾或者呼吸暂停的情况。

　　★ Carrot Fit

　　价格：2.99 美元

　　Carrot Fit 是一款更为严格的运动监测和减肥 App，它采用了军事化的管理风格来督促用户增加运动量、减少摄食量。最新版本的 Carrot Fit 还能够支持 HealthKit，两者能够实现数据同步。Carrot Fit 会根据用户输入的年龄、性别、身高和体重信息来判断用户的身体健康状况，根据判断结果来督促用户科学地饮食和运动。

★ Humant

价格：免费

Humant 的设计理念非常简单，每个人每天都需要进行至少半小时的运动，所以它可以通过后台运行，追踪记录用户的运动情况，并在主屏上直观地显示用户的运动进度。圆环状的进度界面能够让用户清楚地看到自己还需要运动多长时间，并在用户中途停止运动时发出提醒通知，督促用户完成剩余的运动任务。

★ MyFitnessPal

价格：免费

MyFitnessPal 是一项减肥记录应用，其主要功能是帮助用户科学高效地减肥和运动。用户只要输入性别、身高、体重等一系列的个人数据资料，MyFitnessPal 就可以根据这些数据计算出用户每天大概的热量消耗。用户可以根据自己的情况来设置一个控制饮食、运动和减肥的目标，每天按照计划来执行。这款 App 也会监测用户全天的运动数据，并鼓励用户实现自己制订的目标。

★ UP

价格：免费

此前要想使用 UP 应用，还需要配备一款 Jawbone UP 手环。而如今 UP 已经加入了 HealthKit，现在所有用户都可以直接使用该应用了。UP 的核心功能是进行摄食量、运动和睡眠监测。强大的社交功能是 UP 的最大特色，用户可以与自己的好友组成健身团队，相互鼓励做更多运动和采取健康的饮食方式。

◎ 传统医疗企业 VS 移动医疗新力量

2014 年对移动医疗行业来说具有里程碑式的意义，这一年移动医疗领域发生了很多大事，其中最令人震惊的事件之一就是处方药网售新政已见雏形，并将于 2015 年正式定稿发布。

网售处方药的开闸将有可能为医药电商行业带来数千亿元的市场，医药电商领域也即将迎来群雄逐鹿的时代。康恩贝、百洋医药以及九州通等传统医疗企业已经开始在医药电商行业进行布局，同时腾讯、小米和阿里等互联网巨头也涌向了医药电商领域。

另外，现今移动医疗市场上涌现的各种医疗健康类的 App 已经开始出现在越来越多消费者的智能手机上，也开始与一些智能可穿戴设备进行融合，为用户提供更周到的医疗健康服务。硬件制造、医疗服务以及药品销售三个领域已经开始全面实现互联网化。"移动医疗"这个词汇也逐渐成为 2015 年最热的词汇之一。

◆ 细分行业的第一梯队

在处方药网售政策还没有明确之前，就已经有企业勇敢地踏上了移动医疗领域，从搜索、入口以及医疗服务等方面展开积极的探索，并已初见成效。

（1）春雨医生——从医患入手

春雨掌上医生是一款专业的手机医生问答软件。2011 年春雨移动健康正式创立，同年 10 月，推出了 App。春雨移动健康主要专注于两项业务，分别是自诊和问诊。2013 年 10 月，春雨医生推出了一款智能搜索引擎，患者可以使用这款搜索引擎工具实现自查功能，了解自己的身体状况。春雨的问诊服务也通过众包的形式实现了24小时运作，用户可以在任何时间享受咨询服务。

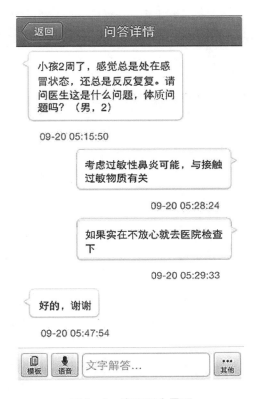

图 5 – 3　春雨医生界面

2014年春雨开始进行收费，用户每个月需要交纳8元的会员费，会员每个月可以享受不受次数限制的问诊服务；2014年4月，春雨的"空中诊所"上线，为医患之间的交流和互动提供了一个平台；6月，春雨与"京东云"达成合作协议，为京东推出的智能硬件产品提供接口，并为"京东云"提供数据解读服务；8月，春雨在开展的C轮融资中融到了5000万美元，为春雨业务的扩张提供了重要的支持。春雨在"轻问诊"领域已经建立了比较高的地位。

（2）掌上药店——从医药入手

掌上药店是一款专注于大众健康的移动应用，可以为用户提供更加精准、专业和快捷的健康信息服务，掌上药店拥有电子券系统和积分系统，运作模式就类似于支付宝＋大众点评。掌上药店还开展广告位植入活动，为药店提供免费的推广。凭借强大的渠道优势，已经有4万家药店入驻了掌上药店平台，日单量突破了1.5万元。

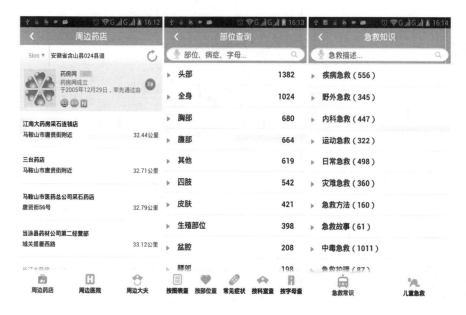

图5-4　掌上药店界面

（3）华康全景——从医院入手

华康全景是多省市卫生厅（局）官方授权的免费预约挂号平台，就医宝是其旗下的一款手机应用软件。主要的功能是从挂号预约出发，为医院提供一定的技术支持；主要的运作模式是接入医院内系统，连接海量用户，打造移动支付场景，推动医患沟通，最终实现"全院通"，并在此基础上逐渐从业务范围向外延伸，开展慢病管理、高端会诊以及随访记录等业务。

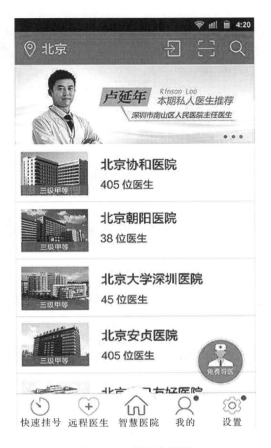

图 5-5　就医宝界面

（4）益体康——从硬件入手

益体康是数字医疗健康终端以及解决方案提供商。从目前的发展来看，益体康大的开放平台组件已经可以将利用各种设备采集的医疗和健康数据与任意的平台实现对接，同时还可以为个性化数据的分析提供重要的支持。益体康也为大型平台做硬件的定点生产，为医疗硬件与数据的结合起到了示范作用。

此外，电信运营商也跨进了移动医疗领域，积极地进行探索和布局，寻求与智能硬件企业的合作，还尝试推出一些移动挂号的产品。

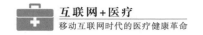
（5）房地产开发商

许多企业在进入移动医疗领域的时候都会选择以医患、医药、医院以及硬件作为入口，但是他们忽略了在移动医疗领域还有一个重要的角色，即房地产开发商。移动医疗领域前期的投入比较大，而房地产商因为本身拥有雄厚的经济实力，凭着这一点就可以在踏进移动医疗领域时更加义无反顾。

此外，房地产开发是一个资源密集型的行业，开发商由于与政府频繁接触，可以随时了解当地医疗社会的需求变化以及发展方向。同时，医疗企业可以与休闲、养生等开发商产品进行合作，推出更有吸引力的产品。

◆ 重量级选手加盟

要看一个行业是否有一个光明的未来，除了要看具体的市场状况和政府的政策之外，还要关注这一领域有没有大佬的加盟，比如互联网三巨头 BAT、小米等。这些重量级的选手在电商、教育、金融等领域进行了布局之后，又将战略重点放在了移动医疗领域。

（1）阿里：支付宝未来医院

支付宝钱包在 2014 年 5 月正式对外公布了"未来医院"的计划。根据这一计划，支付宝未来医院将利用互联网技术和手段，帮助医疗机构优化资源配置，提升患者的就诊体验。同时，支付宝钱包还将开放自己的平台，为用户提供移动平台、支付及金融解决方案、云计算能力以及账户体系等，让患者在线上就可以完成挂号、候诊、缴费、看诊等环节，可以有效提升医院的工作效率，帮助患者节约时间。

"未来医院"已经覆盖了全国 37 家医院、25 个省市。"未来医院"在二期规划中将利用移动互联网为用户提供电子处方药就近配送服务，这样一来就为慢性病患者提供了更多的便利。在三期规划中，"未来医院"计划构建大数据健康服务平台，并与医疗机构、智能可穿戴设备厂商、医疗设备厂商进行合作，收集、分析和整合大数据，帮助患者有效地预防和控制疾病。

（2）腾讯：微信"全流程就诊平台"

2014 年 6 月 11 日，粤北人民医院开始正式运行微信全流程就诊平台，为医疗行业打造完整的微信医疗服务模式树立了一个标杆。用户只要使用微信扫描二维码，或者搜索有关医院的名称并进行关注，填写个人的信息绑定就诊卡，就可以利用手机完成整个就诊流程，包括预约挂号、缴费、查看检查结果等。

微信团队还与广州市卫生局开启了"广州健康通"计划。广州市的市民只要关注微信公众号就可以享受市内 60 家医院提供的预约挂号、健康档案查询以及微信支付等服务。

（3）平安健康管家

平安健康管家是平安健康推出的一款在线健康咨询以及健康管理App。平安健康管家集"健康社区、名医问诊、健康档案、家庭医生、健康习惯、健康评测"六大特色服务于一身，为用户提供更全面的健康管理服务。

（4）百度、京东和小米

与阿里和腾讯积极深入地探索移动医疗领域相比，百度选择了相对保守的防守策略。百度成为好大夫的 B 轮融资中的重要投资者，好大夫开始利用百度搜索的优势，专注于解决疑难杂症，逐渐转型为新型的医疗服务商。此外，百度还充分利用自身优势在两个维度进行了布局：一是构建数据平台，鼓励和吸引更多的软硬件公司将其收集的数据上传至平台上，同时发挥这些数据的反哺作用，比如百度联合北京市政府、服务商和智能设备厂商共同推出了"北京健康云"服务；二是将资源重点放在"数据挖掘"和"深度学习"领域，实行技术储备。

京东凭借自身的电商和众筹优势，全力开发和打造智能硬件，创立了移动医疗硬件的首发平台，将平台上汇聚的数据导向春雨或者其他第三方平台，从而构建起一个完整的生态体系。除此之外，京东还在医药电商领域进行了布局，在国家网售处方药松绑之后，京东的医药电商将以自营的方式进行运营。

小米顺应时代发展的需求，也开始了在移动医疗领域的布局，对众多移动医疗硬件企业进行了投资，其中就包括美国著名的个人移动健康新品牌 iHealth。小米充分利用渠道优势和强大的议价能力，通过收购或者模仿的方式，以硬件产业链作为切入口，从而更顺利地跨进移动医疗领域。

◆ 传统医药企业的应对措施

网售处方药的松绑，让互联网企业以更加强势的力量挤进医药行业，为医药行业带来了翻天覆地的变化。而在医药行业拥有长期积淀的传统医药企业在网售处方药即将开闸的消息影响下，开始走向了变革和转型之路，风风火火地做起了医药电商。

★ 九州通

老牌的医药企业九州通在 2014 年 9 月正式上线了专业的买药导购平台"去买药"，该款 App 的上线为用户在选购药品时提供了有效的指导。

★ 健一网

健一网隶属于上海健一网大药房连锁经营有限公司，是华润集团重点培育的一个医药电子商务平台。健一网是拥有互联网药品交易资质的正规网上药店，药店中经营的商品主要有家庭常备用药、母婴用品、营养保健品等。除此之外，健一网还开发了"健一医生"，为消费者提供在线问答和咨询服务。

★ iHealth

iHealth 不断加大在应用程序、硬件端以及云端的投资力度，全力打造移动医疗硬件产品。iHealth 也在从生产传统的家用医疗健康电子产品转向生产移动医疗健康产品。2014 年 9 月，iHealth 与小米合作推出了智能云血压计，兼具智能性、专业性和操作简单等特点。

★ 乐普医疗

乐普医疗是高端医疗器械领域一个著名的品牌，在国际上也拥有较强的竞争力。2014 年 8 月，乐普医疗专门成立了公司，来研制和开发与心血管和糖尿病有关的可穿戴医疗设备，并进行相关的销售和服务工作，为心脏植入器械的患者提供后端的管理。

此外，乐普医疗还收购了两个药品辅助营销渠道和一家二级的医院，致力于为心内科器械的普及发挥协同效应，提升产品和品牌在市场上的影响力。

◆ 传统医疗信息企业

★ 东软

东软是国内最大的 IT 解决方案与服务供应商，同时也是医药卫生信息化领域布局最早的国产品牌厂商之一。在移动通信技术的逐渐成熟和移动终端逐渐走向普及应用的时代，东软在移动医疗领域也开始了积极的探索之路，并陆续取得了结果。比如在电子病历的基础上对移动医疗数据进行统一存储和管理的医疗 IT 业务、满足医疗机构业务需求的东软掌上医院系统等。

近年来，东软开始将个人健康管理作为核心业务之一，并推出了一个子品牌——熙康，这也是东软逐渐从 B2B 业务向 B2C 转变的过程中迈出的第一步。

★ 东环软件

东华软件是国家规划布局内的重点软件企业，在进入智慧医疗领域的时候推出了健康乐 App。东华软件致力于让每一位用户都可以拥有一个专属于自己的网上私人医生，可以利用手机实现问诊。健康乐 App 后台有阿里云的支持，推出了手机端和桌面端两种版本。未来健康乐 App 将拥有 300 多家医院的医疗资源，并计划与社区医院实现连接，可以让更多的医疗资源实现共享。

★ 万达信息

万达信息是以公共事务为核心的城市信息化领域的软件和服务提供商，在移动医疗领域进行布局主要专注于与医保信息对接的细分领域。万达信息在成功收购上海复高和宁波金唐后，进入了 HIS（Hospital Information System，医院信息系统）领域。2014 年，万达信息获得建设上海医药信息平台的资格。从万达信息开展的一系列收购活动和在市场上的动向，就可以看出未来万达信息可能围绕医保控费，进入整个城市的 HIS 系统，推动区域医疗走向信息化。

★ 金蝶医疗

2014 年 5 月底上线的金蝶医疗移动互联网医院系统已经在广东省的数家医院进行了广泛应用。在这一系统中，患者可以使用手机完成预约挂号、支付、查看检查报告等功能，形成了一种"移动支付 + 医院就医流程改造 + 就诊服务 + 患者健康档案"的商业模式。同时金蝶医疗还将支付宝、微信以及百度直达号三大入口接入医院，为用户的费用支付提供了更多的选择。

◆ 移动医疗发展谜题：B2C VS C2C

传统的医疗企业认为，它们在这一行业已经运作多年，拥有比较丰富的经验和资源，因此它们推出的产品和服务在从传统形式向移动互联网转型的时候拥有很多优势。

按照这种说法，传统医疗企业在提供的产品和服务不变的情况下，逐渐将原有的业务向外拓展，从线下逐渐发展到线上，它们的产品和服务应该继续在这一领域保持领先的地位。然而实际结果却不是这样的，虽然提供的产品和服务没有发生变化，但是在商业模式发生改变之后，它们在发展过程中应该要更加谨慎，否则的话，与生俱来的优势就有可能变为阻碍其成长的绊脚石。

以九州通和健一网为例，它们在医药领域已经拥有多年的发展经验，并且也建立了比较高的地位。在移动医疗的大势到来之际，它们都想从医药电商入手，完成转型。

为了能在医药电商领域快速地成长起来，九州通和健一网还收购了一些连锁的药店。本来按照它们的发展思路，这样一定会做成医药电商平台的，然而事实并非如此。从国外的案例来看，医药电商第一梯队的未来，都掌握在第三方手中。

健一网还推出了"健一医生"App，意图打造一条从问诊到售药的完整闭环，但是结果跟九州通无异。强大的医药背景有可能使得它们的这种"内部闭环"的想法很快覆灭，主要原因可以归结为两方面：一是强大的医药背景使其很难获得合作伙伴为其导流；二是打造闭环的成本过高，基因不对。

因此对于在医疗行业处于领先地位的企业来说，在走向 B2C 时，自身的优势不仅有可能会丧失，甚至还有可能变成一种阻碍。

而移动医疗发展的基本逻辑就是"去中心化"，将部分医生从医疗机构中解脱出来，变革传统的医药分销体系，开创一种新的销售模式。同时，促进医患沟通方式的变革，摒弃以医院为中心的医患沟通方式，提升患者在医患沟通中的地位，并推动移动医疗朝着 C2C 的方向发展。

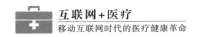

◎ 医药 O2O：电商争夺的"蓝海"

2015 年，互联网医疗必将会迎来一个新的发展机遇期。抓住有利时机，顺应趋势发展，互联网医疗将实现更大的跨越。

2014 年 12 月 31 日，美国最大的连锁医药运营商沃尔格林公司公开发表声明称：公司已经与欧洲最大的药品分销商联合博姿实现联合，并更名为沃尔格林联合博姿集团。消息一出就在社会上引起了巨大的轰动，对于原本就在虎视眈眈的互联网巨头来说，这一消息更加坚定了他们要进军在线医疗 O2O 领域的决心。

2014 年也是医疗 O2O 发展的重要一年，不仅有阿里、京东等互联网巨头开始纷纷拥抱医疗健康领域，做起了医药电商，还有更多的创业者也涌向了移动医疗领域。移动医疗领域的融资金额也呈现了井喷式的增长。

互联网巨头陆续在移动医疗领域的布局以及资本的支持使得医疗 O2O 在新的一年里将呈现更加强劲的增长势头。但是医疗健康服务的专业性以及国家对医疗领域严格的监管，使得医疗 O2O 还没有出现一种相对比较成熟的发展模式。沃尔格林与联合博姿的合并为医疗 O2O 的发展开辟了一条新路。

◆ 医药 O2O：零售业的最后一片"蓝海"

2014 年，以京东、阿里为代表的互联网巨头凭借自身优势跨进了医疗 O2O 领域，最终构筑了一个比较稳定的医药平台电商格局。同样在这一年里也涌现了众多的移动医疗初创企业，引来了众多资本家的关注和青睐。

零售行业在人们的生活中可谓是无孔不入，没有被圈进零售业领地的也就只有医药行业了，因而这一领域必将会成为互联网巨头竞相争夺的最后一片"蓝海"，2015 年围绕医药，医药电商势必会有一场激烈的争斗。

医疗 O2O 在 2014 年的发展过程中取得了不错的成绩：

2014 年 1 月，阿里宣布斥资 13 亿元入股医药电商中信 21 世纪有限公司。中信 21 世纪有限公司是国内首个第三方药品网上零售试点平台 95095 的间接控制者，阿里的此次入股目标就是能够获得 95095 的第三方交易平台的资质，在医疗 O2O 领域的竞争中抢占先机。

2014 年 8 月，1 号店获得国家食品药品监督总局的许可，做起了互联网药品第三方平台试点的大型综合 B2C 平台电商，目前 1 号医药馆销售的商品数量已经达到了 25000 多种。

2014 年 12 月，京东商城通过国家食品药品监督总局的审批，获得了经营互联网药品交易服务 A 证资质。

医药健康产业作为互联网电商和在线零售业还未广泛开发的领域，拥有巨大的发展潜力，各个巨头都在紧紧盯着这一块"肥肉"，并开始将各自的业务触角伸向这一领域，紧锣密鼓地划分起势力范围。

2013 年，我国的医药电子商务规模为 42.6 亿元，在整个电子商务市场中仅仅占到了 0.7%，虽然比例比较小，但是与 2012 年的 16.6 亿元相比，增长速度已经超过了 200%，这对于医药零售行业未来的发展绝对是一个好的信号。由于医药行业的专业性和政策的敏感性，在医药领域做零售对互联网零售企业来说将是最大的挑战，但同样也会带来巨大的机遇和发展空间。如果能成功突围，互联网零售将会实现更大的发展，在人们生活中的渗透也将更加深入。

随着经济的发展，国家也在逐渐放松对医疗领域的监管，再加上互

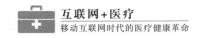

联网巨头为迎合医疗O2O的发展对信息流、现金流、物流以及客流进行了重新组合，开创新的盈利模式，将使医药零售产业进一步加快发展的步伐。

◆ 医药电商尚待发力

很多人一提到美国最大的电商公司，首先想到的就是亚马逊，然而事实并非如此，沃尔格林才是美国最大的电商公司，也是美国最大的零售连锁药店，其在线上的医药交易额要远超亚马逊整体的交易额。但是因为医药电商专业性比较强，沃尔格林在电商发展方面缺乏充足的互联网基因，所以人们在谈论电商公司的时候很少提及沃尔格林。

从国内情况来看，由于国家政策对医疗健康产业严格的监管，而且这一产业具有区域性保护的天然属性，我国并没有形成实力强大的线上或线下的医药巨头。随着移动互联网在医疗健康领域的渗透和国家监管政策的松绑，医药电商将会面临重新洗牌的境地。投资者对医疗O2O的青睐、互联网巨头在医药电商领域的布局推动医药电商领域形成了天猫、京东、1号店三足鼎立的局面。

◆ 移动健康管理突破口

未来医疗O2O会逐渐朝着大健康的方向发展，大健康不仅是指药品制造这一个环节，还囊括了医疗健康领域的整个产业链，物流、药品应用、金融支付、教育培训开发等都属于大健康产业。沃尔格林虽然已经是美国最大的药品零售商，并且拥有4000多家医药连锁店，但是沃尔格林并不满足于现状，而是将发展目光放在了更长远的地方，并致力于发展成为实力更强大的健康服务供应商。

移动互联网时代的到来推动了大健康产业的发展，国内的医疗健康市场上出现了 2000 多款医疗健康类 App，主要的功能是收集血糖、血氧、血压以及心电等数据。市场上的这些移动医疗 App 普遍存在的一个弱点就是大数据分析，因此还不能为临床的诊断和治疗提供有价值的参考，同样也算不上是移动医疗，还只是属于移动健康管理的范畴。

因此，移动医疗在未来发展的过程中需要进一步发展移动健康管理类 App 的大数据分析能力，为临床的诊断和治疗提供有力的支撑。

移动医疗要实现将传统医疗中的流程——咨询、生命体征的数据采集、监测、诊断治疗等利用可穿戴医疗设备和大数据分析与移动互联网连接的目标，那么所有的医疗信息和数据就不会仅仅存在医院里或者纸面上，而是上传到一个更大的空间，这些信息和数据可以在这个空间里自由流动和分享，实现跨越地域的医生会诊的愿望也就指日可待了。

◆ 社区医疗服务空白

所谓的社区医疗就是病人在到医院或者专科进行治疗之前所进行的一些医疗活动。社区医疗为患者提供的是比较便捷的医疗保健服务，医生的责任并不是专门应对某一领域的疾病，而是负责为大部分的居民提供医疗服务，并与患者建立一种长期的关系。

社区药店可以说是在医疗 O2O 中处于"最后一公里"的位置，因此能够抓住社区药店这一环，对于发展移动医疗 O2O 具有重要的意义。

沃尔格林之所以能在医药零售领域稳坐巨头地位，就是因为它以社区药店作为突破口，将公司旗下的诊所、专科药店和公司的各种分支机构进行了整合，为居民推出了一系列的服务内容。在很多国家，患者在就医的时候首先选择的就是社区医疗，这种社区医疗是建立在人群的基础之上的，它可以为患者提供连续的医疗服务，包括老年病人以及慢性病患者，需要家庭护理的患者也在它们的服务范围之内。

在我国，医疗资源的分布遵循了二八定律，80% 的医疗资源主要集中在20%的城市，这种医疗资源分布严重不平衡导致很多地区的患者不能享受周到的医疗服务，而社区医疗的基础设施发展还不足以支撑居民的医疗需求。以社区医疗为中心的各种垂直化配套服务的发展也不够完善，例如专科服务、慢性病管理以及医学教育等。

有分析报告显示，从我国社区医疗的发展现状来看，它仍然处在起步阶段，分布在全国的社区卫生服务中心和服务站在卫生机构总数中所占的比重较小，要实现为居民提供周到的社区医疗服务还有很长的一段路要走。

◆ 推动药师转型，成为医疗服务中的主角

医疗O2O虽然被炒得火热，但是其并没有形成一种统一的发展模式。总的来看，国内互联网医疗领域的创业大致围绕两种发展方向：一种是以互联网作为突破口，将互联网渗透进医院，这种发展方向以患者为中心；另一种发展方向就是以医院作为突破口，从医院出发逐渐向外延伸，这种发展以医生为中心。

然而沃尔格林却为互联网医疗的发展提供了一种新思路：推动药师转型，让他们在医疗服务中扮演主角。这一发展思路与沃尔格林实现健康服务供应商和社区医疗O2O战略的目标基本契合。沃尔格林旗下的药师大部分都驻扎在各个社区药店，为居民提供社区医疗服务。

此外，药师还起着中间桥梁的作用，一头连着医药电商，另一头则连着消费者，药师发挥的功能和作用对医疗O2O线下用户的体验和用户的黏性有着直接的影响。而且药师在一定程度上还可以充当医护人员，有效缓解医护人员不足的问题。同时，药师也担负着为社区提供基础性医疗保健服务、缓解医疗资源分布不均的问题以及对社区疾病进行管理和控制等责任。

◎ 国内移动医疗市场的突破口在何方

在 2015 年的"两会"期间，医改依然是备受关注的一个重要议题。从改革开放至今，医改经历了一个漫长的发展过程，中间有失败也有过成绩。随着互联网在人们生活中的渗透，医疗健康领域也开始逐渐走向互联网化，移动医疗的出现使得医改加快了发展的脚步。

智能手机的普及和移动互联网覆盖率的逐年提升，使得人们对移动医疗市场的未来充满了憧憬。在巨大的诱惑面前，许多创业公司纷纷跳进医疗健康领域，研制和开发各种医疗健康类的 App，但是却没有一款能够真正抓住用户的需求痛点，实现广泛应用。那么对于创业者来说，怎样才能在移动医疗市场上寻找突破口，获得用户的肯定，从而推动国内医改现状的变革呢？

下面我们将就市场上出现的具有代表性的五家移动医疗 App 进行研究分析，并希望能够从中找到符合中国具体发展状况的商业模式。

◆ 快速问医生

快速问医生是一款医疗健康手机应用，隶属于有问必答网，患者可以通过手机咨询全国各地的爱心医生。

这个平台上入驻有来自全国各地有名的医学专家和医生，他们会在线帮助患者答疑解惑，咨询方式包括文字、电话等。快速问医生可以让用户了解和获取更全面、更准确的医疗信息，而且通常一个问题是由几个医生进行作答的，用户可以从多个医生那里听取意见，得出最准确的结论。使用这款 App 除了可以与医生进行在线交流之外，患者还可以从利用它找到自己的病友,分享自己的治疗护理经验,并相互鼓励和支持。

快速问医生将有问必答网、爱爱医、120健康网等网站的医疗资源进行了整合,构建了一个庞大的疾病数据库。这个疾病数据库中包括了各种疾病的简介,比如疾病的症状、病因以及怎样辨别等,可以让用户根据疾病数据库更迅速地找到适合自己的医生,然后进行在线咨询。

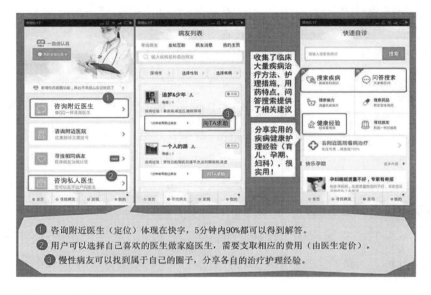

资料来源:动脉网。

图5-6　快速问医生界面及产品分析

产品优势:

★ 使用这款App,医生和患者可以进行在线交流互动,医生可以用比较简单的方式帮助用户解决问题,而用户也可以从众多医生的回答中找到最适合自己的内容。

★ 用户可以使用App查找相关疾病的健康经验,同时App中还有内容比较全面、专业的疾病数据库,拥有海量的病例,可以让患者从中迅速找到健康难题的治疗措施。

★ 快速问医生同样也是患者之间进行交流互动的平台，他们可以从中找到有相同病症的病友，相互分享各自的治疗经验，并相互鼓励。

◆ 微医

微医 App，原名为挂号网，是由挂号网有限公司开发的一款移动医疗类手机软件。使用微医 App，用户可以得到手机挂号、医生咨询、病历管理、智能分诊等服务，为医患双方都带来了极大的便利。

微医 App 聚合了全国超过 900 家重点医院的预约挂号资源，在注册的用户中经过实名认证的已经超过了 3700 万人。2014 年 10 月，挂号网在新一轮融资中获得了腾讯的青睐，腾讯领投进行了投资，而挂号网也在此次的融资中收获了 1 亿多美元的投资。

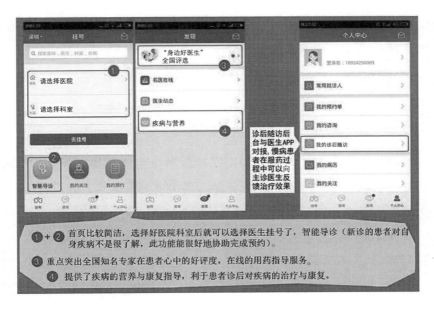

资料来源：动脉网。

图 5 – 7　微医界面及产品分析

挂号网在完成此次融资之后，开始将微医平台和微信、QQ 之间的道路打通，面向医院和医生开放了接口。微医平台将医院、医生和患者都连接了起来，实现医疗信息在三者之间的流通和共享，有效缓解医疗资源分布不平衡的问题。挂号网的团队有 300 多人，其中接近一半是工程师，阿里巴巴集团前首席运营官关明生和前首席技术官吴炯也在挂号网，挂号网的团队实力不容小觑。

产品优势：

★ 微医 App 拥有来自于北京、上海等著名医院的医学专家的预约挂号资源，还有专业的医护人员对患者进行就医指导，根据患者的病情进行分诊服务，为他们推荐相关的医院和医生。

★ 微医 App 操作起来也比较简单，用户在软件上注册之后，只需要登录个人真实的信息并选择相应的科室就可以进行预约挂号。预约挂号服务完全是免费的，帮助患者节省了时间和排队等候的麻烦。

★ 微医 App 还可以为用户建立个人病历和就诊信息，然后根据用户的情况提供相应的疾病指导和饮食结构的调整。

◆ 就医 160

就医 160 是国内最大的互联网医疗服务平台，汇集了全国 1000 多家公立三级以上医院的预约挂号资源、名义咨询资源等。在就医 160 上注册的医生已经超过了 50 万名，每天服务的人次超过了 10 万。

就医 160 网是经过深圳市卫生局、东莞市卫生局认证的官方预约挂号网站，在网站上实名注册的用户已经达到了 1000 多万人，北京、上海、长沙、广州、东莞等全国 50 多个城市的重点医院已经接入了就医 160 网。

产品优势：

★ 就医 160 网为用户提供的主要是来自于上海、广州、深圳、东莞、长沙医院的专家预约挂号咨询服务和在线咨询服务，还会根据患者提供的个人信息和病历提供分诊服务，帮助患者寻找最恰当的医院和医生。

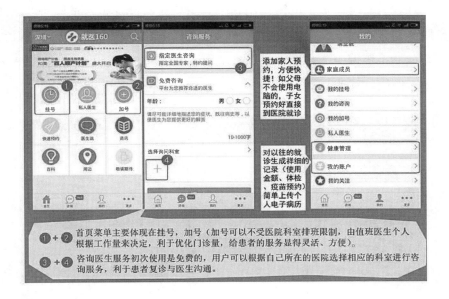

资料来源：动脉网。

图 5 - 8　就医 160 界面及产品分析

★ 就医 160 网与医院的医生还进行了线下合作，为用户提供诊断前后的沟通咨询服务，比如深圳当地的用户可以在就医 160 网上选择自己平时挂号就诊时的医生进行在线咨询。对用户而言，这种区域性的服务可以为他们带来更多的安全感，同时也有利于患者与医生进行实时的互动，让医生随时掌握患者的用药情况以及用药后的效果，及时调整治疗举措，提高治疗效果。

★ 就医 160 网联合了保险公司、体检机构以及香港知名医疗机构，为用户提供了健康保险、体检、疾病预防筛查等医疗健康服务。

◆ **好大夫**

好大夫是全国最大的医疗网站，为用户提供最专业、完善的医疗信息服务，包括门诊预约系统、医生信息查询中心、医患咨询平台、就医经验分享系统等服务内容。好大夫汇聚了全国 31 个省市地区的 3000 多个重点医院、80000 多个医院科室以及接近 30 万的医生。

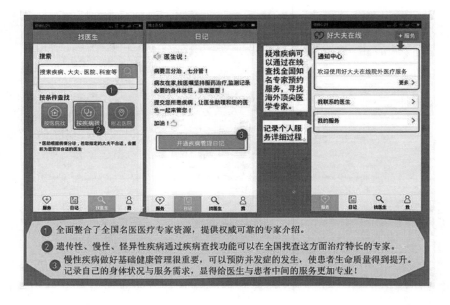

资料来源：动脉网。

图 5 - 9　好大夫在线界面及产品分析

产品优势：

★ 好大夫在线是国内最大的医患交流平台之一，平台上聚集了来自全国各地重点医院的医学专家和医生。

★ 好大夫在线平台上还有就医导向系统和就医经验分享。根据就医导向系统，患者可以到医院进行实地考察，了解医院的专长领域。患者可以为自己喜欢的医生投票和写感谢信，并在平台上分享自己的就医经验，为更多有需要的患者提供帮助。

★ 好大夫在线还设有 VIP 用户健康管理和海外就医的服务内容，面向的对象主要是一些有紧急需要或者病症比较复杂的用户。

◆ 丁香医生

丁香医生是医学专业网站丁香园推出的一款产品。丁香园创立于 2000 年 7 月，网站在成立之初没有任何的商业赞助，目的就是要做一个"独立、非营利、纯学术"的专业交流平台。直至今天，丁香园依然在遵循着这一发展理念。丁香园网站上拥有 350 多万的药学、医学以及生命科学领域的专家学者，同时还以每年 3 万的会员数量在持续增长。大部分的会员都来自于大中型城市和省会城市的三甲医院，并且有接近七成的会员都拥有硕士及以上学位。

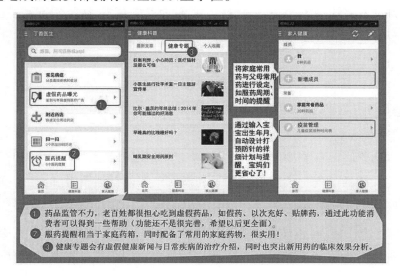

资料来源：动脉网。

图 5 - 10　丁香医生界面及产品分析

丁香医生作为一款手机应用软件，主要的功能是提供药品信息查询服务以及为用户的日常安全用药提供一定的指导和帮助。丁香医生面向的是大众用户，拥有权威的用药数据，同时还可以实现医患之间的便捷交互，给医生和用户给予更多的便利。

产品优势：

★ 丁香医生拥有扎实的医学功底和优质的医学资源，同时平台上还汇集了众多专业的人才，可以为用户提供更专业、权威的医疗信息服务。

★ 平台收录了上万种药品的说明书以及上千种临床医药指南，这些药品说明书和医药指南都出自一线临床医生之手，具有较高的权威性。而且说明书和用药指南还会根据临床医生实际的工作流程和需要进行调整优化，为医护人员查询药物说明提供有力的支撑。

★ 丁香医生也有用药提醒的功能，用户可以利用智能手机设定服药的时间以及相关的家庭成员和常用药。根据设定的时间，丁香医生就可以对家庭成员进行提醒。此外，丁香医生还增加了疫苗管理提醒服务，可以让用户或者家庭成员享受更多安全的保障。

◆ 移动医疗创业者怎样实现盈利

根据我国医疗领域的发展现状和用户习惯的付费方式，我国的移动医疗在发展的过程中大致有三种盈利模式：医院、消费者和商家，商家包括保险公司和药企等。

（1）提供咨询和预约服务的移动医疗产品可以提供私人医生服务，为用户提供指定医生问诊服务和推荐知名专家的服务，收费方式可以按照单次的服务收费或者直接按季度收费。

（2）提供健康资讯和服务的移动医疗产品可以与医药厂商进行合

作，比如可以在 App 中推广医药厂商的新药、发布药品的优惠信息、发布药品的分析报告等。而面向医生群体的移动医疗产品因为服务的对象层次相对比较高，经济水平也比较高，实现盈利也比较容易。比如丁香园推出的用药助手就是为专业的医务工作者研发的一款产品，应用授权码是 90 元以上。

（3）提供健康管理服务的移动医疗产品，包括糖尿病、育儿以及大姨妈管理等类型的 App，可以主要经营健康服务产品的分享和应用，与商家合作推出各种活动，比如可以与专门经营母婴用品的商家合作推出各种优惠或者体验活动，提升自己产品的知名度。

5 款移动医疗产品在各方面的功能评分如表 5－1 所示。

表 5－1　5 款移动医疗产品的功能评分

App 名称	咨询问诊	疾病查询	预约挂号	用户体验	健康资讯	综合评分
快速问医生	90 分	86 分	40 分	85 分	80 分	381 分
挂号网	40 分	60 分	85 分	85 分	60 分	330 分
就医 160	50 分	40 分	90 分	75 分	60 分	315 分
好大夫	75 分	90 分	70 分	85 分	60 分	326 分
丁香园	无	80	无	90 分	90 分	179 分

资料来源：动脉网。

【商业案例】春雨掌上医生：国内 mHealth 概念拓荒者

2011 年刚刚成立的春雨天下软件有限公司是一家专注于移动健康业务的互联网公司，其手机客户端“春雨掌上医生”向用户提供免费的自诊和问诊服务，上线 5 个月就吸引了 180 万用户。

春雨医生支持 iOS 及 Android 系统，适用于 iPhone、iPad 以及搭载 Android 系统的智能设备。对于妇科和儿科相关的问题，春雨医生提供专业的在线问诊服务。用户可以通过自诊或问诊的方式，了解身体状况，与医院进行有效互动，并对身体状况实时跟踪。春雨医生还开启了私人健康信息推送功能，根据气候变化向特定患者推送相应的健康信息。该产品还支持 LBS 搜索，为用户提供本地化医疗信息搜索服务。

传统的医药电商经营模式与其他类型的电商一样，以流量为中心，而春雨医生打破了这一模式，开创了私人医生干预指导下的服务电商模式，以医患关系为纽带，以私人医生服务为中心。除了在线咨询、电子健康档案、社区等基于互联网的服务之外，春雨医生还经营健康产品和药品等产品。

这种模式下，用户对医药产品的采购很大程度上受医生的决策影响，而来问诊的用户不断，就形成了产品的持续购买。现在活跃在春雨医生平台上的用户已经有 4500 万人，每天解决的问题多达 6 万个，其中将近一半有购药需求。春雨医生的商业化步伐就此开启。2015 年初，春雨推出了极具服务电商理念的春雨妈咪宝盒，已经在春雨医生开售，未来还将陆续推出其他新品。

2014 年下半年开始，医疗政策开始向移动医疗倾斜，春雨医生因而得到了资本市场的大量关注，获得了 5000 万美元的 C 轮融资。尽管得到了资本市场的一片看好，但移动医疗的盈利模式一直不明朗。作为移动健康领域的先锋，春雨也一直在探索可持续的盈利模式，利用数量庞大的用户和医生资源，努力实现平台的变现。

◆ 健康医疗应用是钱多人少的领域

在健康医疗领域创业是春雨团队深思熟虑后的选择。在移动互联网时代，能够直达用户的移动互联网行业前景不可估量，但是在这一领域创业也同样不容易。

比如做社交平台需要非常高的运营成本，不适合资金不宽裕的小企业创业；比如做游戏平台需要长期的竞争积累，而且游戏产品的更新换代非常频繁，需要强大的资本和技术做后盾。相比之下，教育和医疗行业的创业门槛稍低。春雨创立之前，移动教育市场已经出现了不少教育平台，竞争比较激烈，而医疗健康领域还没有代表性的产品出现，几乎是一个空白的市场，用一个词来形容就是"钱多人少"，所以春雨团队果断地选择了这个领域。

◆ 与 PC 端相比 mHealth 的优势

与传统 PC 端互联网健康医疗产业相比，移动健康产业具有很大优势（见图 5 – 11）。

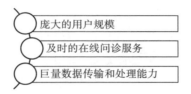

图 5 – 11　移动健康产业的 3 大优势

（1）庞大的用户规模

近年来，我国移动用户规模一直处于高速增长之中，到 2014 年上半年，使用手机上网的网民规模已超过 5 亿人，比三年前增长了 2.1 亿人。按此增长速度，到 2016 年将达到 6.5 亿人，远远超过了 PC 用户量。而且越来越多的用户从 PC 端流向了移动端，二者之间的差距可能会越来越大。庞大的用户数量就意味着巨大的市场利润，因此手机端应用显然比 PC 端拥有更好的前景。

（2）及时的在线问诊服务

与 PC 端相比，移动端应用可以随时随地发挥作用，在医疗健康领域同样如此。通过春雨医生，用户在任意时间和地点都能完成自检，或者与医生在线交流。而在 PC 端，病人与医生经常不能同时在线，病人

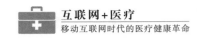
问诊时找不到医生，导致用户体验不好。

（3）巨量数据传输和处理能力

在移动互联网的使用中，同时在线的用户数量庞大，数据交换的结点数量远远高于 PC 端，因而数据传输和处理能力更强。

◆ 建立医患之间长期持续的"强关系"

春雨医生专注于为移动互联网用户提供免费而专业的"轻问诊"服务，每个用户的问题都能在 3 分钟之内得到回应，创造了良好的用户体验。春雨医生希望借助这种服务构建新型的、良性的、长期的医患关系。

在欧美地区，长期负责某个家庭医疗健康情况的私人医生是医疗体系的基础构成，他们对患者的服务是长期的、持续的，医患关系也是一样，而这正是我们国家所缺少的。在我国，人们只能去医院寻求医疗健康服务，医患之间的关系大都是一次性的，私人医生只存在于少数的上层社会家庭。

春雨很早就开始着手建立长期的医患关系，在推出"轻问诊"服务之前，已经尝试了定向咨询、包月服务等形式。接下来，春雨将全面推行私人医生服务，建立医患之间的强关系和长关系。这些服务包括基于移动互联网的长期线上咨询、数据检测、产品推荐以及打造用于医患交流的社区。

◆ 高门槛 App：专业化的队伍和服务

春雨医生是一款准入门槛很高的手机应用，为了保证服务的专业性，春雨医生十分重视医生服务团队的资质。春雨医生的签约医生团队，要么是主任、副主任医生，要么是来自三甲医院的具备 5 年以上临床经验的医生，要么拥有医学博士学位。在问诊方式上，春雨医生支持图片、文字、语音三种方式，无论采用哪一种方式问诊，都会很快得到回复。

◆ "免费＋收费"的双重模式

国内移动医疗健康起步较晚，慧眼独具的春雨医生由此切入，不需要面对激烈的竞争。在专业数据方面，春雨医生引入了美国FDA40万样本的数据库，用户可以精确地查询到近五年来各种病的详细数据，深入了解相关病症，此举开创了国内医疗行业先河。另外，春雨医生还支持LBS搜索功能，为用户提供某个地域内所有的医疗机构的详细位置以及其他所需信息。

由于处在创业初期，积累用户是第一要务，所以春雨医生采取了"免费＋收费"的商业模式，每天对前200个问诊提供免费服务，对超出部分增值收费，但是春雨医生不参与这部分收入的分成。春雨医生获取商业价值的方式是数据出售，通过平台采集用户数据，然后将处理过的数据提供给药厂、药店、医院，实现价值变现。

◆ 用"服务电商"取代"流量电商"

以天猫药馆为代表的传统医药健康产业电商平台只售卖商品，通过引入更多流量来增加销售，获取更多利润，但是，医药健康产品流量转化率很低，所以这种方式注定不会成功。

用户对此类产品的需求是精准的，不会多买，只有OTC药品和计生用品可能会重复购买，但这类产品的价格很低，不会带来很大利润。更重要的是，医药健康产品的购买决策权往往在医生手中，必须有医生的干预才会出现安全有效和重复的购买。因此，对于药品电商来说，想

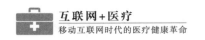
要增加销量，必须在用户决策和用户回访两方面下功夫。

通过私人医生服务建立长期的医患关系，就相当于为用户提供了一个了解自身健康状况的长期决策人，来帮助用户做医疗健康产品的购买决策。通过为用户建立的电子健康档案，春雨医生可以轻松获取用户的相关数据，通过对这些数据的分析，可以进一步了解用户的消费行为，从而吸引用户回访。

春雨医生并不像传统医药电商那样以流量为中心，而是通过为用户提供一系列的服务，解决药品电商的两大瓶颈。与做电商平台相比，春雨医生更倾向于做一个用户沟通平台、用户管理平台和持续购买服务平台，春雨医生的运营中心是服务，流量只是服务带来的副产品。

在产品方面，春雨医生推出了安全性极高的育儿包产品，接下来会继续推出其他产品组合，比如糖尿病组合包等。除此之外，春雨医生还在与医保部门接洽，希望在平台上实现医保报销。

◆ 不担心被抄袭

由于移动健康医疗领域起步较晚，春雨医生几乎没有竞争对手，即便将来随着市场的发展，大量的公司进入这个领域，春雨医生也不担心被抄袭，因为春雨有着自己的优势。

春雨是一个互联网公司，团队成员基本都是互联网从业人员，在数据的采集、分析和处理方面具有天然的优势。健康医疗是一个传统的、对专业性要求极高的行业，春雨医生在线下医疗资源方面的投入毫不吝啬，组建了专业的医疗团队，确保用户得到专业的服务。春雨还根据用户的投票调查结果引入了三甲医院有资历的医生，增设了博士诊所等服务项目。

接下来，春雨还有很多的计划逐步施行，比如根据不同人群的不同需求开发更多样的产品，包括养生平台、减肥平台、营养客户端等；与各大连锁药店合作，开通搜索比价功能等。

Part 6

大数据医疗：重构互联网医疗
新商业路径

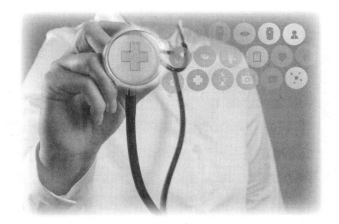

◎ 大数据如何开辟千亿元级 "市场蓝海"

大数据又称巨量资料，是一种数量巨大、增长率高、类型多样的信息资产，这种资产必须经过新的处理模式，才能表现出强大的洞察力、决策力和流程优化能力，这个概念最早提出于 2008 年出版的《大数据时代》一书。

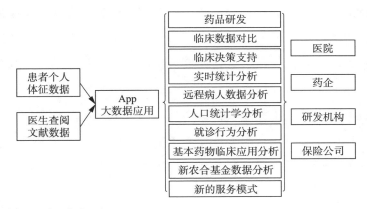

资料来源：易观智库。

图 6–1　移动医疗大数据的十大分析应用

随着商业场景的丰富，商业活动产生的数据类型和数量激增，从而推动了大数据技术的发展。企业在应用大数据技术之前，应该抓住最合适的时机以及最适合的领域。之前，大数据已经广泛应用于互联网公司，为互联网行业创造了许多价值。现在，医疗行业在数据处理方面遇到的问题已经越来越明显，同时政府对医疗信息化的支持给医疗行业提供了大量的资本，因而医疗行业已经具备了大数据应用的理想环境。

从新品研发、付款/定价、临床操作，到公众健康以及创新商业模式，大数据技术都可以创造出巨大的价值，提高医疗服务效率，降低医疗服务成本。

◆ 研发

大数据技术应用于医疗产品的研发，可以大大提高新品研发效率，从而创造出更多的价值。以美国医疗产品市场为例，每年大数据应用可以在医药研发领域创造至少1000亿美元的价值。

（1）预测建模

在新药研发过程中，医药公司通常会采用数据建模的方式，计算分析出最优的投入产出比例，按照这个比例配备各类资源，避免研发过程中的资源浪费，降低研发成本。产品研发出来之后，需要根据临床试验之前和早期阶段的大数据，尽快计算分析出最终的临床结果。到了这个阶段，医药公司就可以停止次优药物的研究，节约研发成本。

通过使用大数据预测建模，医药公司可以缩短药品研发周期，更快地将产品推向市场，将资源集中于更有针对性、疗效更好的药品研发，获取更高的市场回报。通过预测建模，医药公司至少可以将新品研发周期缩短3~5年。

（2）统计工具和算法

所有高水平的临床试验在设计阶段一定避免不了统计工具和算法的使用，它们不但可以提高试验设计水平，在参与试验的患者的招募工作中也能起到巨大的作用。使用统计工具和算法，可以迅速判定招募对象是否符合试验条件，从而提高招募工作的效率，加快试验进程。通过对患者数据的挖掘，也可以发现更适合的临床试验基地，比如拥有更多潜在患者的基地，或者找到症状更明显、更符合条件的试验对象。

（3）临床实验数据的分析

通过对临床试验数据的分析，可以发掘产品更明确的疗效，确定更多的适应证，也能够发现其可能造成的负面反应。根据得到的分析结果，医药企业可以调整药品的原本定位甚至营销策略。

通过对临床数据中不良反应信息的收集和分析，可以有效地促进药物警戒体系，保证药品使用的安全。即便有些可能出现的反应并没有在临床试验中得到足够的数据证明，也可以通过大数据分析得出确切的结论。这类分析对于医药企业非常重要，如果这类分析项目做得不好，药品上市之后暴露出新的问题而导致撤市，不但会给医药公司带来巨大的经济损失，还会对企业的信誉造成毁灭性的打击。

（4）个性化治疗

大数据应用对于医疗服务行业的另一个贡献，也是最有前途的创新之一，就是通过大数据计算发展个性化治疗。这种应用需要对大型数据集进行分析，综合考虑个人的遗传变异因素、易感疾病和过敏成分等各种因素以及它们之间的关系，在此基础上进行药物研发和处方开具。

个性化治疗是一种更先进的医疗模式，能够为用户提供更高水平的医疗健康服务效果。比如在疾病发生之前就能做出明确的诊断，提前进行治疗，从而大幅度提高治疗效果，降低治疗成本；对于患有同一病症的不同个体采取个性化诊疗方案，甚至适当减少处方药量。

（5）疾病模式的分析

大数据计算也可以用于分析疾病的模式，预测疾病发展的趋势，为医药企业的战略决策提供参考，使企业制定的研发重点和资源配置方案得到进一步优化。

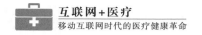
◆ **付款/定价**

对于医疗卫生服务支付方而言，付款/定价是一个复杂的问题，牵扯到很多因素的平衡，而大数据分析可以帮助他们更好地对服务进行定价。应用大数据分析，每年可以为美国政府大幅度节约医疗支出，为整个医疗服务市场创造 500 亿美元的价值。

（1）自动化系统

医疗索赔环节存在着大量的欺诈或者不合理行为，这些行为占到全部医疗索赔事件的 2%～4%，所以对于保险公司和其他医疗支付机构而言，对欺诈性索赔的检测非常重要，这就应用到了自动化系统。

自动化系统在索赔数据库的基础上设计了相应的算法，按照这个算法，系统可以计算出索赔行为的准确性，在支付赔偿之前检测出是否有欺诈行为，从而避免支付方因欺诈索赔而遭受损失。

（2）基于卫生经济学和疗效研究的定价计划

在定价方面，大数据应用可以帮助制订更好的定价策略。

在医疗服务定价方面，欧美地区已经有一些医疗支付方开始利用大数据分析来衡量医疗服务的质量，并根据分析结果来制订医疗服务的定价计划。比如根据医疗效果进行支付，先制定一个医疗服务基准，然后利用大数据分析判断医疗服务是否达到基准水平，根据分析结果来决定支付价格。

在药品定价方面，出现了一些基于卫生经济学和疗效的药品定价试点项目，越来越多的药企开始分担治疗风险，借此追逐更高的市场准入资格，也可以根据定价方案推出有针对性的特定药品种类，博取更高的利润。实行基于疗效的定价策略，患者也可以从中得到实惠，以合理的价格获得效果更好的药物。同时，这种策略也使得医疗支付方对于医疗健康支出的控制更为容易。

◆ 临床操作

在临床操作领域，大数据技术可以应用于比较临床疗效、帮助制定临床决策、提高医疗数据透明度、远程监控病情、分析健康档案等。如果大数据技术在这些场景得到充分的应用，将大幅度降低医疗服务行业的开支。仅仅在临床领域，大数据应用就可以为美国医疗行业每年减少165亿美元的支出。

（1）比较效果研究

针对同一种疾病，甚至是同一个患者，不同的医疗机构采用不同的疗法治疗，取得的疗效不同，并且花费的医疗成本也不同。如何才能选择出效果最好、成本最低的治疗方法呢？这就需要应用大数据技术做比较效果研究，即通过对患者的健康数据、疗效数据和花费数据做全面的比较分析，找出最适合的治疗手段。通过比较效果研究，医生能够找到疗效最好、成本最低的治疗方案，从而可以更好地掌控治疗进度，避免治疗不足和过度治疗。

在欧美地区，已经有很多知名的医疗机构利用大数据开展了比较效果研究，并且已经取得了不俗的成果。在美国，2009年通过的复苏与再投资法案为比较效果研究专门设立了联邦协调委员会，并投入4亿美元用于支持比较效果研究，所有研究项目的协调以及资金的分配全部由该委员会负责。

比较效果研究涉及因素众多，在项目进行过程中会逐渐暴露出大量的潜在问题，这些问题都将为比较效果研究带来重重阻力：

在临床数据方面，医疗系统还没有制定统一的电子健康档案标准，因而现存的海量健康档案类型多样，给数据的提取造成了极大的困难。同时，临床数据与保险数据也不一致，双方的数据难以整合。

在隐私保护方面，数据的使用需要在保护患者隐私的前提下进行，同时大数据应用又要求尽可能翔实的数据资料才能保证结果的正确与有效。然而，保护隐私就难以保证数据足够详细，而追求数据的详细势必会影响到病人的隐私，这个问题也难以解决。

更严重的问题出现在医疗体制方面，美国法律不允许依照成本/效益比例制定报销决策，因此，即便以上的数据问题全都得到解决，保险公司和医疗服务支付机构研究出了更好的问题解决方案，也难以真正推行。

（2）临床决策支持系统

所谓临床决策支持系统，是指一种为医生制定医疗决策提供协助的人工智能系统。医生将患者的信息输入系统，系统就会自动比对现有的临床知识，生成个性化的信息供医生参考。这种方式可以提高医生的诊疗效率，同时提醒医生避开可能出现的错误，减少因为错误的决策导致的药物不良反应、医疗事故等负面临床结果。

大数据技术的发展大大提高了对非结构化数据的分析能力，从而使临床决策支持系统变得更加智能。通过对图像分析和识别技术的使用，临床决策支持系统能够自动读取医疗影像数据，也可以从医疗文献中挖掘相关数据，建立独立的专家数据库，还可以将更多的工作分流给医生助理和护理人员，将医生从辅助性的工作中脱离出来，投入更重要的诊疗工作。

（3）医疗数据透明度

透明的医疗数据可以让医疗行业的绩效收入更加透明，进而提高医疗服务行业的服务质量。医疗结构可以对已有的绩效数据进行分析，根据这些数据设置标准、透明的操作流程图和仪表盘，通过流程图来查找临床变异和医疗资源浪费的源头，根据分析结果进一步调整现有的流程。通过将发布成本、质量和绩效数据透明化，可以促进医护人员以及医疗机构提高绩效，提升竞争力，也能够帮助患者做出更好的医疗健康决策。

通过透明的医疗数据分析，可以创建出透明的、精简的业务流程，从而大量节约不必要的成本，也能够发现高绩效的医护人员，给病患群体提供更好的服务，带来更好的就诊体验，另外促进了医疗机构的业绩增长。

美国疾病控制和预防中心已经着手将所有的医疗数据公开发布，包括具体的业务数据也完全透明化处理，保险公司和医疗补助提供商也在积极测试仪表盘，建设主动、透明、开放、协作的医疗体系。

（4）远程病人监控

在远程病人监控方面，大数据可以用于收集慢性病患者的健康数据，然后对这些数据进行系统的分析，根据分析结果来调整治疗护理方案。

慢性病发病慢、病程长而且病情迁延不愈，需要长期的医疗服务。慢性病患者是一个规模很大的群体，他们占用了大量的医疗资源，给整个医疗体系造成了庞大的负担。美国慢性病患者已经超过1.5亿人，花费在他们身上的医疗成本占到全国医疗卫生系统总花费的八成。而使用远程监控系统对慢性病患者进行病情的监控，可以缩短患者在医疗机构的时间，进而降低慢性病患者占用的医疗资源。

对于慢性病患者而言，远程监护系统提供的长期医疗服务方便而且有效，系统通过心脏监测设备、血糖仪、芯片药片等家用设备，对患者的身体情况实施监控，同时将设备采集到的数据实时传输给后台系统，系统一旦发现异常数据就会立刻联系医疗机构采取干预措施，防止情况恶化。

（5）对病人档案的先进分析

病人的健康档案里面隐藏着很多重要的信息，大数据技术的应用可以将这些信息分析出来，比如帮助病人识别自己易患的疾病，然后帮助病人采取相应的预防措施，也可以从现有的数据中发掘最优的疾病治疗

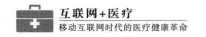
管理方案，进行大规模推广。

◆ 公众健康

在公众健康领域，大数据分析也有极大的用武之地。通过对公众电子病历数据库的海量电子病历进行大数据分析，卫生部门可以实时监控公众健康水平，全面监测全国范围内发生的各类传染病。一旦出现疫情征兆，可以在第一时间启动相应的监测程序，采取应对策略。

大数据应用可以在全国范围内有效降低传染病感染概率，更迅速地发现新的传染病和疫情，更及时地做出应对和控制。卫生部门能够迅速为公众提供对应的健康咨询服务，大规模宣传防治措施，促使公众提高健康风险意识，注意卫生防范，降低患病风险。

◆ 新的商业模式

大数据分析的应用催生了医疗服务行业更多创新型商业模式，主要包括临床数据集和网络平台两种形式。

（1）汇总患者的临床记录和医疗保险数据集

临床诊疗记录和医疗保险数据之中隐含着巨大的商业价值，通过对这些数据的汇总与计算分析，可以帮助医疗服务产业链上的各个主体进行更好的决策。比如医药企业可以根据分析结果推出有针对性的疗效更好的产品，在营销方面也能够根据大数据分析实现精准营销。虽然这种模式还处于起步阶段，相关的市场才刚刚开始形成，但是随着电子病历的推行和循证医学的发展，未来这一模式的发展前景将十分乐观。

（2）网络平台和社区

大数据应用的商业模式还存在于众多线上医疗服务平台，比如患者分享求医经验的网站 PatientsLikeMe、医生群体探讨医学见解的平台

Sermo、激励病患坚持治疗的非营利性网站 Participatory Medicine 等。这些网站都已运营多年，积累了海量的临床数据，这些数据都蕴含着巨大的经济价值，网站可以通过将数据售卖给保险公司、医药企业等机构来实现价值变现。

比如 Sermo 就向医药企业开放自己的会员信息和互动信息，作为交换条件，企业则需要向网站交付一定的费用。

◎ 大数据将重新定义 8 种医疗职业

随着大数据技术的发展以及医疗行业政策的放松，长期受限于体制因素的医疗行业也逐渐开始步入大数据时代。2013 年起，医疗行业和互联网仿佛启动了跨界模式，各种想象力爆棚的跨界产品层出不穷，直逼人类想象力的上限。

大数据跨界医疗，跨出了一个规模巨大的市场。权威数据显示：我国信息化医疗行业规模约为 120 亿元，预计到 2024 年将增长至 800 亿元。在这疯狂增长的市场背后，传统医疗模式将会受到颠覆性的影响，相关的传统医疗角色也将被重新定义。

◆ 住院医生与医疗保险顾问：数据即石油

传统医疗模式下，作为医疗服务主力的住院医师每天从事的工作可以说无比琐碎，从病人进门到出院全程关注其诊治过程，写病历、开药方、下医嘱、贴化验单、写手术记录、写会议记录、搜集论文素材、办入院手续、开出院证明……

这些琐碎的工作比做手术、研究治疗方案花费的时间与精力还要多，如果有好的工具将医生从这些事务中解救出来，那么住院医师就可以将更多的精力投入丰富的临床治疗过程中，为更多的病患解除痛苦，也为自己的职业生涯积累了更多的资本。

然而，真的有这样的工具吗？有，而且越来越多。

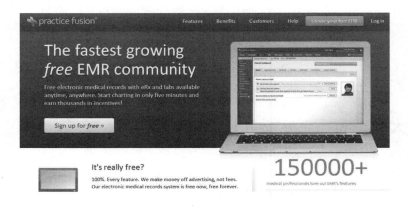

图 6 – 2　**Practice Fusion**

成立于 2005 年的 Practice Fusion 是美国一家在线电子病历平台，为医护人员提供免费的在线电子病历管理服务。通过这个平台，医生可以方便地写病历，查看此前的病历，与患者从前的主治医生沟通诊疗方案等，还能帮助医生与保险公司处理患者账单。

2013 年 4 月，Practice Fusion 面向全美用户推出了免费的在线预约服务，当月就有 300 万用户使用了这项服务。

除此之外，Practice Fusion 还能够自动识别处方内容，发现可能产生有毒药理反应的处方就会自动向医护人员发出示警信息。

截至 2014 年，该平台已经拥有医生用户超过 15 万人，累积病历6500 万份，累计融资 1.3 亿美元，估值高达 7 亿美元。

除了 Practice Fusion 提供的这些功能之外，大数据还可以实现更多的可能。只要临床样本积累到足够大的规模，计算机甚至可以为医生提供辅助的诊疗建议参考。

　　Watson 是 IBM 公司最新推出的电脑系统，这套系统内装载了大量的文档，能够模仿人脑，也能够理解词汇、语言等人类知识。Watson 在 2011 年的情人节那天参加了美国老牌智力竞赛节目 Jeopardy，在与两位人类选手 Ken 和 Brad 的挑战中大获全胜，而且刷新了该节目的高分纪录。

　　不久之后，IBM 宣布与美国顶级癌症研究机构合作，利用 Watson 强大的技术帮助攻克癌症。自 2011 年以来，Watson 已经存储了超过 60 万部医疗证据报告、200 多万页相关医疗文献，消化了 150 万个病例，通过海量资料的存储来学习和理解癌症的诊断和治疗。现在，Watson 已经应用于临床，帮助德州大学安德森癌症中心的医生们给患者提供诊断和治疗。

　　临床数据的收集与积累，不但可以应用于临床诊疗，还能够惠及医疗保险机构，为医保控费提供强大的数据信息支持。

　　创建于 2012 年的 Predilytics 是一家数据分析初创企业，这家公司利用大数据以及机器学习技术为医疗保险公司提供数据管理服务，包括临床管理、风险评估、客户开发等。医保机构的传统数据管理是使用基于规则方法的统计/回归模型，而 Predilytics 提供的服务在分析深度上比传统模式高 1 倍到 3 倍。

　　随着大数据医疗的推进，临床数据逐渐成为医疗行业越来越宝贵的资源。数据中可以挖掘出无限多的价值，好在数据不是消耗性的资源，可以长期使用。

◆ 家庭医生、护士与检验科医师：可穿戴医械开启定制时代

　　欧美国家经常看到的家庭医生距离国内大众还很遥远，国内医疗体系里虽然也有家庭医生，但是他们只存在于少数上流社会的家庭。而大

数据医疗的发展将改变这一现状，通过智能可穿戴医疗产品，让普通家庭也能拥有私人健康服务。

2013年8月，家用医疗电子产品生产商九安医疗与苹果合作的iHealth系列再添新成员——可穿戴健康智能腕表 iHealthAM3，该产品支持计步、卡路里计算、运动提醒等功能，跟踪监测用户的日常活动和睡眠数据，由 iHealth 系统根据这些数据分析用户的健康信息，通过蓝牙将结果发送到 iPad 或 iPhone 上供用户随时查看。

2013年9月，九安医疗的美国子公司 iHealth 旗下产品无线指尖脉动血氧计通过了食品药品监督管理局（FDA）的批准，10月开始在美国正式发售。用户佩戴这款产品可以检测自己的血氧饱和度以及脉搏率，通过这些数据来进行心脏健康的监测。这款产品也是通过蓝牙与苹果终端相连，用户可以随时在 iPad 或 iPhone 上查看具体数据。

市面上类似的智能穿戴产品数不胜数，比如监测心率的智能衬衫、智能定位用户位置的手表等，这些产品可以在一定程度上行使家庭医生的职责，守护大众的健康。除此之外，有的产品甚至能预测用户将来的健康情况。

创办于2006年的23andMe是一家提供个人基因组服务的公司。购买这项服务的用户只需要提供一点唾液，就可以得到基于基因检测结果生成的健康报告，内容涉及病史、对药物的反应预测、遗传性状等250多个健康项目，公司希望借助这些结果提高人们的生活质量。

由于监管方面的原因，2013年底该服务在美国被食品药物管理局叫停，不过该业务在海外市场发展顺利，已经获得英国科学伦理研究会许可，被纳入英国的医疗体系。

智能医疗产品不仅能够充当家庭医生，同样可以在公共医疗机构发挥作用，尤其在检验方面，可以有效分担医护人员的工作压力。

One Medical 是一家美国数字化诊所运营商，旗下运营的诊所已经覆盖 27 个城市，为这些城市的慢性病患者和亚健康人群提供优质的基础医疗服务。

One Medical 采用了数字化与无纸化办公模式，从预约门诊、填写表格，到开具处方、获取检测结果，全部可以在线完成。医生也可以查阅电子病历，随时了解患者的健康状况，大大提升了医疗效率。在 One Medical 体系中，每个医生每天只接诊 15 ~ 16 人，确保每一位患者都能得到耐心细致的服务。

此外，One Medical 也提供线上咨询服务，通过邮件解答患者的提问。通过这样的方式，医患双方可以随时保持沟通。借助于便携式血压仪、血糖仪等家庭监测设备收集体征数据，再通过 One Medical 系统的智能服务，患者不需要去诊所也可以随时了解自己的身体健康状况。

随着互联网医疗的发展，也许在不久之后，病人的检测报告可以直接在线传递给诊疗科室，医护与病人之间可以随时视频交流，公共医疗系统也可以实现数字化运营。

◆ 新药研发者与中医：让数据发声

在医疗产品研发方面，临床数据发挥着越来越重要的功能，从活性成分筛查到化合物结构计算机辅助设计等环节全都立足于大数据分析的基础之上。研发人员希望通过对海量数据的分析，挖掘出更有效的配方组成。

然而，大数据分析需要在大型实验室中进行，需要使用精密的实验设备，而这些都十分昂贵，只能依靠政府或企业赞助；而且资源十分紧张，只有少数的研究者能够有机会使用；而且使用时间有限，所以需要尽可能地加快研发速度，在最短的时间内解决研发过程中的各种问题。

生物技术初创公司 Transcriptic 的出现，大大缓解了新药研发的上述窘境。

Transcriptic 系统可以代替人来完成实验室里的很多程序，将研究人员从一些繁复的工作中解放出来。2014 年 7 月，Transcriptic 基于云计算技术推出了一款新的服务平台，支持用户自主设计操作程序，然后由机器人来执行。这样一来，实验操作的精度以及速度得到了很大程度的提高，同时实验运行过程中的成本投入也降低了一大截。现在，Transcriptic 已经开始为用户提供诸如抗体筛选、核酸萃取、质粒构建和分子克隆之类的基础研究服务。

大数据已经在医疗行业掀起了一场智能革命，然而受限于数据采集和数据分析，这场革命迟迟没能攻克肿瘤领域。肿瘤的研究数据极其有限，只有参加临床试验的肿瘤患者被完整采集了数据，而 96% 的患者并没有参与试验，他们的临床数据只能从电子病历中获得，但是电子病历的数据非常杂乱。在数据分析方面，肿瘤也并不适用常见的大数据分析方法，需要单独建立分析模型。

直到 Flatiron Health 的出现，肿瘤领域才看到了大数据的曙光。针对上述的两个问题，Flatiron Health 针对肿瘤建立了云数据存储和分析肿瘤平台，搭建了云平台模型，他们能够自动收集和整合肿瘤患者的信息数据，同时进行大数据分析，用于帮助肿瘤患者的治疗以及肿瘤课题的研究。

除了对现代医学的贡献之外，大数据同样能应用于祖国医学，因为祖国医学是从临床治疗中发展起来的科学，其效果检验全部依赖于临床疗效，而大数据于医学领域的应用方式是辅助医生诊治。医生在临床诊疗过程中进行大数据共享，将自己的临床实践转变为规范的数据，当数据积累到一定的规模，就可以从中挖掘出宝贵的临床经验、诊疗规律等。在此基础上还能够进一步实现临床疗效的评价，这些知识再反过来指导临床，提高疗效。

◆ **媒介与服务：不必再担心合规问题**

合规问题是我国医药领域难以根除的痼疾。近几年来，世界各国都打响了规模空前的合规战役，雅培、礼来、默沙东、强生、GSK、辉瑞等一大批制药巨头纷纷中枪，遭到了严厉的处罚，处罚金额高达数十亿美元，波及范围和处罚程度都达到了空前的水平。

中国政府也多次针对医药领域开展大规模执法，被执法的药企利润与声誉都受到重创，整个制药行业都出现了大规模裁员。在严格的合规要求下，各药企纷纷开始思考接下来该如何卖药，什么样的营销方法才是安全有效的。

于是，各药企开始从互联网取经，大数据营销、移动 CRM 管理等IT 概念逐渐蔓延到了制药领域，订阅邮件、微信、微博、Lpad 也成为药企营销的通用工具。这些改变虽然并不会影响到营销管理的本质，但是对学术推广的意义十分重大。大数据营销要求企业公开临床研究数据的范围，医生也可以通过数据库的使用对药物有更多的了解。

【商业案例】Flatiron Health：利用大数据治愈癌症的初创公司

众多的科学家和专业的医生对癌症这个医学难题都束手无策，而没有丝毫医学背景的奈特·特纳（Nat Turner）和扎克·韦恩伯格（Zach Weinberg）却勇敢地跨入了这个领域，致力于为癌症研究和治疗贡献一份力量。于是他们紧跟时代发展的潮流，在互联网时代，风风火火地做起了大数据分析。

2012 年特纳和韦恩伯格联合创建了 Flatiron Health，用于开发能够收集癌症方面信息的软件。他们在创建 Flatiron Health 时对医疗保健领域一无所知，两年过去了，特纳和韦恩伯格却成为这个领域家喻户晓的人物，同时也得到了谷歌风投的青睐。他们坚信，通过数据的深入挖掘，可以为癌症的研究提供更多的方向，从而造福于更多的癌症患者。

事实上，早已经有许多医疗机构开始将目光聚焦在数据的挖掘和分析上来，大数据的发展不仅推动医疗行业走向了一个更智能化的新时代，同时也加快了医疗行业的发展脚步。然而大数据在肿瘤医学领域却迟迟没有要改革的迹象。

造成这个结果的原因主要有两个方面：数据采集和数据分析。

（1）数据采集

在肿瘤医学领域，有关癌症的临床数据大多数都是被记录在医疗人员的笔记和报告中，这些大量有效的数据并没有得到充分的利用。传统的人口健康数据分析主要参考的是保险理赔数据，但是这些数据中却很少涉及癌症这种疑难杂症，因而如果单纯依靠保险理赔数据来研究和分析癌症的话，接触和研究的也只是冰山一角，对肿瘤医疗领域的意义不大。

一般来说，在临床中获得的数据是最具有医学价值的，但是在美国虽然有 1300 万以上的癌症患者，其中却只有 4% 的患者参与到了临床试验中。因而对于绝大部分的癌症患者，医疗人员并没有办法得知相关的数据和有价值的信息。

虽然每个病人都有电子病历，可以为数据的采集和整合工作省去更多的麻烦，但是每个医院的电子病历没有达成统一的标准，数据的记录也是杂乱无章，有很多都是没有任何价值的信息，因此很难将其整合起来使用，更不用说用于专业的肿瘤数据收集了。

（2）数据分析

特纳和韦恩伯格为了进行更专业的数据分析，专门与许多著名的肿瘤学家和癌症治疗中心进行了交流和探讨，最终他们得出结论：一般的大数据分析方法并不能适用于肿瘤的数据分析，而是应该专门构建一个肿瘤的数据分析模型。

于是特纳和韦恩伯格专门就这一问题进行了大量的分析和调查，并与众多肿瘤专家交流了想法，参观了 60 多个肿瘤医疗中心。在做了大量的准备工作之后，他们最终创建了 Flatiron Health，并通过软件的开发对全球范围内的肿瘤数据进行收集和整合，再结合大数据分析的手段将这些数据转化成有价值的信息，从而为癌症的研究提供更多的支持。

实际上，特纳和韦恩伯格并不是第一次创办公司，他们在大学期间就曾经在在线订餐领域进行过尝试，后来创建了科技公司 Invite Media，2010 年他们将这家公司以 8100 万美元的价格出售给谷歌。而这一次他们将目光瞄准了被炒得比较热的医疗健康领域，并盯上了其中最难攻克的癌症。

◆ Flatiron Health 是怎么做的

Flatiron Health 针对肿瘤专门成立了云数据存储和分析平台——On-cologyCloud™，利用这个平台可以轻轻松松地从杂乱无章的电子病历中提取出有关癌症患者的信息，还可以对这些复杂的数据进行分类整合，找到其中对癌症研究最有价值的数据。

同时，OncologyCloud™还充分利用和整合肿瘤专家和医生掌握的非结构性数据，使数据的种类更加丰富，准确性也大大提升了。

对于专门针对癌症数据分析的大数据分析方法，Flatiron Health 花费两年的时间搭建了一个云平台模型，通过这个专业的模型，可以对不同类型的癌症数据进行大数据分析，得出有价值的信息和结论。

即时性

进入云平台的肿瘤数每天都会进行更新和不断的再加工，能共让使用者实时掌握最新的肿瘤患者数据和分析

有价值的观点

不管是医院还是癌症科研机构，都可以在这个数据平台中得到有家珍的分析和观点。

广泛并且完整的数据

大量增加亮整的关键性数据类型，可以让多个团队的研究者都进入这个云数据分析平台中。

新的质量标准

Flatiron的数据处理引擎利用内置的QA/QC控制和新的路径，以确保数据的准确性，同时能让所有类型的数据都以统一的格式呈现。

完整的记录

Flatiron并不局限于从电子病历（EMR）中抓取数据，这个数据平台还将记录和整合更多一手患者数据，包括"非结构化"的医生笔记和报告等。

符全HIPSS标准

所有的数据都通过进一步的技术统计进行了筛选。并且Flatiron已经完全符合BAA的安全和隐私政策。

资料来源：动脉网。

图6-3　Flatiron Health 数据处理平台的优势

◆ IPO 预期与战略合作

2014 年 5 月 Flatiron Health 获得了谷歌风投的巨额投资。不久之后，美国著名数字医疗孵化器 Rock Health 做了一项调查，预测谁会成为下一个 IPO 的数字医疗公司，调查的对象为 100 个投资人。在经过询问之后，Rock Health 得出了以下的名单，而特纳和韦恩伯格的 Flatiron Health 也赫然在列，虽然只占到了全部选票的 3%。

Flatiron Health 已经意识到：在现今时代，如果想要依靠单打独斗几乎很难实现飞跃式的发展，要成功走向 IPO 就必须整合各方的资源，并将业务的边界向更广的范围扩展，以此提高价值。

因此，Flatiron Health 首先收购了肿瘤电子病历服务提供商 Altos Solution，将该公司电子病历系统 OncoEMR 与 OncologyCloud™ 进行了整合，可以更专业地采集肿瘤数据。为了将更多癌症领域专业的研究人员吸收到平台上来，2014 年 7 月，Flatiron Health 将著名的肿瘤专家 Amy Abernethy 邀请来担任首席医学官。Amy 在肿瘤研究领域拥有比较高的

声望，并且此前一直致力于这方面的研究。随后，Flatiron Health 又招募了 Dr. Robert J. Green 和 Tesh Khullar 两个肿瘤学专家。

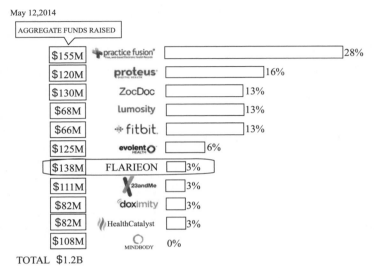

资料来源：动脉网。

图 6 - 4　Rock Health 调查：谁会是下一个 IPO 的数字医疗公司

2014 年 12 月，Flatiron Health 与个性化医疗公司 Foundation Medi-cine 开展了合作，联合开发信息数据云平台。该平台的开发可以收集更多的基因组和临床治疗结果数据，从而为癌症的治疗提供更多的帮助。二者的合作可以整合 Foundation Medicine 全面的基因组分析能力与 On-cologyCloud™肿瘤数据云平台上的数据，从而为癌症特效药的研发提供更多的支持，为癌症患者的新疗法提供更多的方向。

在与 Foundation Medicine 开展战略合作的同时，Flatiron Health 也与 Vector Oncology 进行了合作，让肿瘤医学工作者可以在癌症研究和治疗的过程中收集和调集更多有价值的数据。

此外，Flatiron Health 还与 NCCN（National Comprehensive Cancer Network）进行了合作，二者联合推出了新的融合了更丰富肿瘤医学成果数据的数据库，为肿瘤的研究和治疗工作提供更有力的支持。

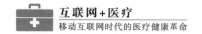

现在，Flatiron Health 推出的平台上已经入驻了 2000 多位临床医学客户和 200 多家肿瘤医疗中心，而且 Flatiron Health 定位在一个全新的领域，几乎不存在任何竞争问题，可以更好地成长。

Part 7

可穿戴医疗设备：让智慧医疗与
公众健康"无缝对接"

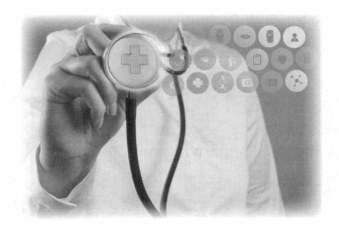

◎ 可穿戴医疗设备：管理你的未来健康

市场研究机构 Transparency Market Research 的研究表明，可穿戴设备最有潜力的应用领域依次是医疗、健身和娱乐；Ahadome 预测可穿戴技术在卫生健康领域应用的市场价值将至少会占到可穿戴设备市场总规模的一半。

可穿戴设备将会给医疗器械行业带来一场设备小型化、便携化和可穿戴化的变革。新型的智能可穿戴设备不仅能够实时地监测血压、血糖、心率、呼吸频率、体温和血氧含量等人体的健康指标，还能够用于各种疾病的治疗或者辅助治疗。例如智能眼镜能够帮助患有老年痴呆症的患者记起容易遗忘的人和事，谷歌眼镜能够对外科手术全过程进行直播，电离子透入贴片能够帮助头痛患者缓解痛苦。

iMedia Research 的研究数据显示：2012 年中国可穿戴医疗设备的市场规模达到了 4.2 亿元，预计这一市场在 2017 年将达到 47.7 亿元，年复合增长率高达 60%。

下面我们看一下可穿戴设备在医疗领域的主要应用，再探讨一下如何让消费者更快地接受医疗可穿戴设备。

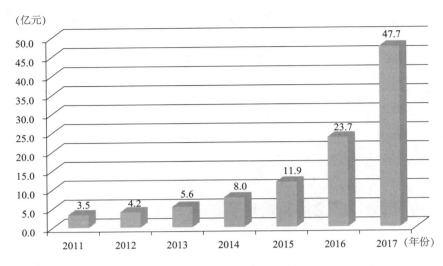

图 7-1   2011—2017 年中国可穿戴医疗设备市场规模

◆ 可穿戴医疗设备正在成为慢性病检测的利器

可穿戴医疗设备能够借助多种传感器对血压值、血糖值、血氧含量、心率、呼吸频率、体温等人体的生理指标进行采集，并将这些数据无线传输到随身携带的中央处理器（如智能手机或是其他的小型便携无线装置，当用户的某项生理指标出现异常时中央处理器就会及时报警），中央处理器会把这些数据传送到医疗机构，以辅助医生及时地对用户的病情进行专业、全面的分析和治疗。

（1）无创血糖连续监测技术

当前的血糖连续监测设备主要是通过皮下组织水（唾液和汗液等人体渗出液）来进行血糖浓度的测量的，再根据渗出液中的葡萄糖浓度与血糖浓度的相关性测算出患者的血糖值。其中，美国美敦力（Medtronic）公司推出的血糖实时连续监测系统 CGM 是最早获得 FDA 批准的同类产品。

血糖监测探头通过金属细丝贴在病人腹部（金属细丝刺入速度很快，痛感很低），每个探头能够连续使用 3 天，每分钟测量 10 次皮下组织水里的葡萄糖浓度，测量数据通过无线方式上传到接收器，接收器每 5 分钟对接收到的数据进行一次平均值处理，并将求得的平均值作为血糖值进行储存。这种监测方法每天收集到的数据量相当于传统血糖测试方法的 100 多倍。另外，美国的 Spectrx 公司研发的血糖仪则是利用无痛激光微创技术在皮肤角质层上开启一列微孔，再使用专用的传感器收集组织液并测量和分析出病人的血糖浓度。

（2）无创血压连续监测技术

利用桡动脉脉搏幅值来测量血压值。新加坡健资（国际）私人有限公司生产的手表式连续每搏血压测量仪就是使用该法来测定血压值的，这款腕表的测量精准性已经得到了欧洲高血压学会和美国医疗仪器促进协会的临床验证。美国的 Medwave 公司研发的 Vasotrac 手腕血压测量仪就是先确定血管的零负荷状态，再根据血管零负荷状态下脉搏波动的幅值中的其他参数计算出血压值，零负荷状态的确定则是用在桡动脉上进行周期性的加压和减压的方法。这种技术无法进行每搏连续测量，并且操作过程必须有专业人员的指导，还要在手腕进行加压，使用上还不够便利。

利用脉搏波传速来测定血压值。这种方法就是使用光电传感器和生物电极来测量脉搏波传速，然后使用血压测量金标准对脉搏波传速与动脉血压关系进行校准，从而确定血压值。另外，科研人员还尝试在计算过程中引入身高、体重等参数，以提高测量数据的准确度。这种传感器具有设计简单、成本较低的优势，能够在手机、手表、PDA 等多种载体上使用。

通过每搏血容积变化值来测量动脉血压值。利用光电传感器测定每搏血容积的变化量，再根据凝聚流体力学和血容量变化量与经皮压力的关系计算出血压平均值，这项技术当前还处于研发阶段。

（3）无创血氧连续监测技术

利用红光谱测量血氧饱和度。血氧饱和度是指血液中氧合血红蛋白与全部血红蛋白容量的百分比，是一项重要的生理指标。血氧饱和度的长期监测对于呼吸系统疾病患者非常有意义。现在可以将脉冲血氧计附着在患者的手指、脚趾或者耳垂上来测量血氧饱和度。

脉冲血氧计的测量原理是：氧合血红蛋白对红外光的吸收率比较高而对红光的通过率比较高，与之相反，非氧合血红蛋白则对红光的吸收率比较高而对红外光的通过率比较高。美国 SPOMedical 公司研发的"智能血氧手表"能够监测使用者睡眠时的血氧饱和度，从而减少睡眠窒息症患者发生夜间呼吸阻碍的风险。

（4）可穿戴医疗设备的监测应用实例

★ Maxim 生命体征测量 T 恤。在"2013 International CES"上美信公司（Maxim Integrated）展出了一款集成了多种传感器能够进行生命体征数据监测的 T 恤，名为"Fit 衫"。这款 T 恤能够测量运动量、体温、心电图等数据，帮助医疗机构监测患者的身体状况。这款 T 恤在袖子等四个部位装入了心电仪传感器，还使用了新加坡 Clearbridge VitalSign 公司的信号处理技术以及美国 Orbital Research 公司的干式电极。当前 Fit 衫还处于试验阶段。

★ Imec 可穿戴耳机。Imec 可穿戴脑电图（EEG）耳机和心电图（EKG）贴片能够分别监测人的大脑和心脏活动，系统会对心率和 3D 加速计的数据进行储存，还能发送到智能手机里。采集到的数据能够被实时传送到最远 16 公里外的接收器中。

★ Duo Fertility 生育监测系统。英国剑桥的温度概念公司研发了一套 Duo Fertility 系统，该系统借助放在女性腋下的传感器贴片能够测量出女性排卵期的细微体温变化，进而对女性的排卵日进行精准预计，帮助女性达到怀孕或是避孕的效果。Duo Fertility 系统每天能够测量 2 万个体温数据，数据精准度达 99%，使用该系统半年后受孕率能够提高

20%，成功率能够与价格昂贵的人工授精相媲美。

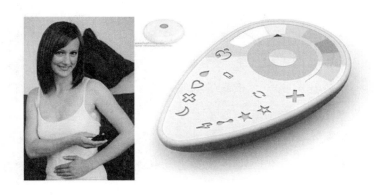

资料来源：易沃智能科技。

图 7－2　Duo Fertility 生育监测器

★ Body Tel 家用诊断系统。Body Tel 能够为慢性疾病的患者提供更加便捷的居家诊断服务。这一系统的主要产品 Pressure Tel、Gluco Tel、Weight Tel 和 Weight TelPro 等基于一个共同的中心设施，并且所有的设备都嵌入了蓝牙模块，从而可以把测量到的身体指标数据自动传输到中转站（病人的智能手机等）。中转站会把这些数据传输到在线数据库中，整个传输过程由系统实时自动完成，不需要患者的任何操作。医生不仅可以随时查看这些数据，还可以设置在特定的条件下让系统发送警报信号。当某项数据超出此前设置的数据区间时，医生就会收到系统发送的警报信息。比如在糖尿病患者血糖严重偏高或偏低的情况下，得到警报的医护人员就能够进行及时的救护与治疗。

◆ 可穿戴医疗设备能够治疗多种疾病

可穿戴医疗设备除用于各种生理指标的监测以外，还能够在辅助治疗各种疾病的过程中发挥着重要的作用，下面我们看一下可穿戴医疗设备在疾病治疗中的一些应用实例。

（1）手腕式血糖控制仪：基于 Bio – MEMS 技术，包括取血微泵、血糖传感电极和气压送药微泵三个组成部分。手腕式血糖控制仪首先利用微针来测量血糖浓度，然后微泵就会注射降血糖药物或葡萄糖，从而帮助患者保持正常的血糖水平。

这款仪器的最大优势在于能够根据患者的血糖水平自动地调节用药方案，从而避免了传统的胰岛素治疗中经常出现的低血糖状况。如果仪器监测的血糖水平低于正常值，微泵就会自动注射葡萄糖；如果仪器监测的血糖水平超出正常值，微泵就会自动注射胰岛素。

（2）声波刺激胰岛素分泌器：通过对病人身体相应部位进行特定时间和频率的声波刺激，能够提高胰岛素的分泌量，进而降低糖尿病患者的血糖水平。临床实验证明，在接受 4 小时声波治疗后，患者的血糖值能够明显地下降。

（3）可穿戴式除颤器：当前临床中应用的可穿戴式除颤器包括除颤器和贴身电极两大核心模块。电极带里含有除颤电极和感知电极，而除颤器则由检测器、脉冲发生器和报警器三部分组成。另外，该除颤器还配备了手动开关，当检测到异常状况时，报警器就会通知医护人员来进行除颤或自动除颤。

（4）可穿戴交变电场用于脑瘤治疗：以色列理工学院的科研团队在研究中，将一台由电池和绷带电极组成的设备放在脑瘤患者头部，借助电场作用控制癌细胞的分裂和生长，使脑癌患者的平均存活时间延长了 1 倍。实验证明这种治疗方法对正常细胞没有副作用，可见可穿戴式交变电场治疗设备在肿瘤的治疗方面具有巨大的应用潜力。

（5）电离子透入疗法：电离子透入疗法是让药物透过皮肤，利用直流电流推动药物渗入人体体内的治疗方法，能够提高病痛部位的用药剂量，在提高药物疗效的同时也降低了全身用药带来的副作用。

以前的电离子透入疗法往往使用较多的电子元件，还需要专业医务人员进行电流监控，保障治疗过程的安全。现在随着高性能微控制器的出现，电离子透入疗法进入了可穿戴时代，患者可以使用自助电离子透入贴片来治疗头痛、头晕等疾病。

（6）智能眼镜帮助老年痴呆症患者找物品：日本的科研人员发明了一种可以最多识别 60 种生活用品的智能眼镜，这款眼镜能够记住使用者最后一次看到钥匙、钱包、手机、剃须刀等常用物品的地点，帮助老年痴呆症的患者唤起记忆，减少疾病给生活带来的不便。

这款眼镜的镜片上配有微型摄像头和小型反光镜，能够拍下佩戴者所见的物品。当摄像头首次对准某个物品时，只要使用者说出这个物品的名称，智能眼镜的小型处理器就会将物品名称保存起来。当佩戴者需要使用该物品时，只要说出物品名称，智能眼镜的显示屏上就会立即显示该物品最后出现的位置。这样的实用功能给老年痴呆症患者的晚年生活带来了很大的便利。

◆ 可穿戴医疗设备如何快速赢得公众的青睐

可穿戴设备如何才能快速被公众接受，成为老百姓的生活必需品？在产品设计的过程中除了要考虑消费者对设备的功能性需求之外，可穿戴设备企业还需要在极致时尚和极度隐形之间做出选择。

可穿戴设备制造商可以与时尚品牌展开合作，让产品融入更多的时尚元素。可穿戴医疗设备在具有更多的实用性功能之外，产品的外观设计需要更加吸引眼球，应当像时尚人士佩戴的手链、戒指、耳环、项链等饰品一样，避免消费者产生"异物"感。没有消费者愿意花费 300 美元购买一块看起来像是升级版计算器的"智能手表"，而一款售价 1500 美元看起来像"外星人"的谷歌眼镜也不会受到消费者的欢迎。仅仅是设计一款功能全面的产品并不能大卖，可穿戴医疗设备制造企业需要借鉴时尚界的经验，让产品更具时尚感，才会让产品从"可穿戴"变成"渴望穿戴"，从小众走向公众。

谷歌眼镜与 Galaxy Gear 在可穿戴设备的时尚化领域做出了一些积极的尝试。

★ 为摆脱产品最初推出时的奇怪形象，谷歌与时尚眼镜电商 Warby Parker、时尚品牌 Diane Von Furstenberg 展开合作，把谷歌眼镜搬上了时装表演的 T 台。

★ Galaxy Gear 最初的原型机仅有黑色和灰色两种款式，而三星移动执行副总裁 YH Lee 认为 Galaxy Gear 应当定位于可穿戴的时尚产品，在产品推广中需要使用多种色彩来吸引年轻的消费者，因此说服了公司高管实行多色彩战略，推出了燕麦米色、野橘色、摩卡灰、青柠绿还有玫瑰金等多种颜色的 Galaxy Gear。然而颜色的变化只是产品时尚化的浅层尝试，可穿戴设备应当具有更加丰富的时尚元素。

★ 苹果的前总裁 John Sculley 创办的 Misfit 公司推出号称"最优美的生命体征追踪设备"Shine。不同于 Jawbone UP2、Fuel Band 和 Fitbit 等塑料和橡胶材质的手环，Shine 的外壳采用了航天级的铝材以磨砂工艺制成，纽扣一般大小的产品外形圆润，就如同一颗漂亮的鹅卵石。这款产品获得了 2013 年的"红点设计奖"。时尚化的设计让 Shine 大获成功，Misfit 在众筹平台 Indiegogo 上线仅仅 9 小时，就筹得了 10 万美元融资，是 Indiegogo 历史上融资速度最快的众筹项目。

◎ 市场空间巨大，技术与资本是短板

随着亚健康、老龄化等问题的凸显，人们开始对自己的健康状况越来越关心，可穿戴医疗设备随之成为市场新宠。于是，苹果、谷歌领队的一大批科技企业疯狂切入这块新兴市场，有一些企业在开发可穿戴产品时，还在努力拓展通信网络服务、医疗服务等相关领域，积极探索可

穿戴产品市场的商业模式。

2014 年 6 月，苹果发布了一款移动端健康应用 HealthKit，它可以自动收集和分析用户的健康数据，也可以从其他移动应用中自动提取相关数据，整合到自己的系统中。这个听起来很牛的功能，只是苹果庞大计划中的冰山一角，未来，苹果可穿戴设备的产品范围将扩大到健康、健身和锻炼传感器、医学设备和手表等。

紧接着，谷歌也推出了自己的健康追踪应用开发平台 Google Fit，包括传感器 API、记录 API 和历史 API 三套程序接口，为第三方健康追踪应用提供统一的数据管理服务，以帮助用户管理自己的健康和运动情况。谷歌之前推出的谷歌眼镜也进入了医疗领域，被越来越多的医生应用于工作之中，甚至有公司专门为其研发了病历应用，在上面记录病历。这样一来，存储于眼镜中的视频资料、照片和笔记等都能够随时查阅。

◆ 科技巨头关注，多方开始投入

在苹果、谷歌的带领下，大大小小的科技公司带着一大批形形色色的可穿戴健康设备涌入医疗市场。国内市场更是热闹，除了小米、360 等科技企业之外，甚至毫无关联的婚恋网站也要在这个新兴市场分一杯羹。

进入之初，每个企业都对这个市场抱有乐观的预期，认为可穿戴设备将震撼整个医疗领域。然而经历了早期疯狂的增长之后，可穿戴设备市场并没有出现预期中的火爆，反而暴露出了越来越多的问题，比如产品同质化严重，技术水平良莠不齐，各厂家定价混乱等。整个行业必将经历一轮洗牌。

当然，这些只是暂时的，可穿戴医疗设备确实给医疗领域带来了更多的可能，比如监测情绪变化、睡眠质量，追踪健康数据等。已经面世的产品种类也非常丰富，除了大热的智能手环、智能手表，还有智能血压计、智能血氧仪等，华为、小米等科技行业领军企业已经为可穿戴产品开辟了专门的事业部，可见其对这块市场的看重。

除了可穿戴设备之外，搭载于移动端的应用软件也是进军智能医疗的主力。2013 年，女性经期应用大姨吗联手智能数字健康公司 PICOOC，共同推出了一款智能体重秤 Latin。它在为用户称量体重的同时，还会分析出用户的脂肪、肌肉、蛋白质含量等健康指标，并随之生成一份针对性的运动、饮食建议，通过蓝牙一起传送到用户的手机。

可穿戴设备市场具有无限的发展可能。未来，大姨吗将依托自己的大数据平台寻求更多渠道的合作，推出更专业的医疗增值服务，进一步拓展在医疗领域的市场份额。

智能可穿戴医疗设备市场主要由两类公司组成：一类是传统企业；一类是互联网初创公司。

前者出于对专业化和方向性的考虑，研发方向定于专业的医疗产品。这类产品技术门槛高，往往需要经历漫长的研发过程和严格的资质认证，生产周期长，生产出来的产品精准度高，医疗效果好。

创新型公司则更注重概念的炒作，借此吸引资本市场的投资，在产品方面通常会选择外表时尚、技术门槛低的手环类产品。这类产品更新换代快，与专业医疗产品相比更倾向于快消品，容易遭遇技术含量低、产品同质化严重等问题，成功的比较少。

此外，可穿戴医疗设备领域还活跃着另一支力量——健康保险商。他们通常会与可穿戴产品公司合作，鼓励保险客户应用这类设备，并与他们的保险方案关联。保险公司给客户提供一定的好处，换取设备采集到的健康数据。通过对这些数据进行深入挖掘，保险公司可以随时了解客户的生活习惯变化，据此调整客户的相关保险费用。

在欧美市场，保险公司是可穿戴设备的重要买家。他们会大批量购买某种设备，然后赠送给保险客户，用来帮助客户监控自己的健康状况，进而降低医保赔付成本。国内市场也有一些公司开始借鉴这种方式，比如记录用户运动情况的健康类应用乐动力已经与保险公司大都会人寿展开了合作，用户凭借乐动力平台累积的积分，可以换取该公司的"出行保"或者"运动意外险"两种保险产品。未来，乐动力将与更多的保险公司开展类似合作。

可见，通过可穿戴医疗设备来收集用户的健康数据，进而利用这些大数据变现，已经成为该行业的重要模式，配合这种模式的远程监控类以及在线医疗类应用市场也随之扩大。预计到 2017 年，在无线可穿戴设备市场中，它们占据的份额将达到两成；在整个可穿戴设备市场中，健身和医疗方面的产品将占据六成份额。而且随着社会人口老龄化的加重，这种趋势还会继续下去。

◆ 发展前景不错，技术与资本是短板

表 7 - 1　中国人健康大数据概况

疾病类型	人口（万人）
高血压	>16000
高血脂	>10000
糖尿病	>9240
超重/肥胖症	>7000/20000
血脂异常	>16000
脂肪肝	>12000

资料来源：德勤咨询《2020 年健康医疗预测报告》。

由于全球逐渐步入老龄化社会，高血压、心脏病等慢性疾病将成为老年人健康的头号杀手，所以社会对这些疾病的监控需求会逐步增加，这就保证了可穿戴医疗设备市场的广阔发展前景。然而，这个行业需要长期的投入，需要专业的技术，而现在的技术水平还不足以将多种功能

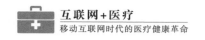

集中于一款设备。从这个意义上来看，可穿戴医疗产品需要在细分领域寻求长期发展。

现在市面上的可穿戴医疗设备，很多已经实现了心率、运动量、睡眠时间等健康数据的采集，但是在数据的后台管理以及价值挖掘方面做得比较粗糙，各产品同质化严重，功能简单。凭借其炫酷的外观，这类产品很容易引发消费者的冲动性购买，但是无法吸引消费者持续购买，而且消费者购买之后也不容易长期佩戴。所以，可穿戴医疗设备的未来在于不同细分领域的深耕细作、差异化发展。

要做到差异化，首先，企业就必须将产品的硬件做得更好，比如在使用舒适性、电池续航能力、便携性方面做得比同类产品更好，当然在外观上也要尽量有自己的特点；其次，由于互联网公司大都缺少硬件开发经验，所以产品具备的传感器大都不够丰富，能够测量的生理指标有限，这也是企业寻求差异化的突破口之一；最后，企业必须加强对后台数据的处理，对数据价值进行深入挖掘。

很多企业已经意识到后台数据处理的价值，在增值业务方面探寻更多的价值，通过可穿戴医疗硬件设备来采集和整理用户数据，将之提供给专业的医疗机构，由专业医生来进行数据的解读。这样，可穿戴医疗设备就可以真正地帮助用户管理自己的健康状况，这要求可穿戴设备必须达到专业的医疗技术水平，采集的健康数据可以直接用于临床诊疗。

虽然市面上的可穿戴医疗产品还没有达到这样的水平，但是很多公司已经开始往这个方面努力。一些互联网公司已经开始寻求与医疗器械公司之间的合作，联合互联网应用技术与专业的医疗技术，共同开发医疗级可穿戴设备产品。

◆ 当前的可穿戴设备难达预期

国内可穿戴医疗设备市场充斥着大量的运动手环、智能手表等产品，但是这些产品大都只是打着健康的噱头刺激一时的消费，不能够刺激消费者持续性的使用和购买。行业整体技术水平较低，产品功能简单而且同质化严重，整个市场距离真正的发展与繁荣还有很远的路要走。

（1）技术层次低，市场价格乱

并不是可以穿戴在身上的设备就叫作可穿戴设备，可穿戴设备需要同时满足两个条件，即可长期穿戴和智能化。也就是说，这类产品必须能够让用户愿意长期穿戴，并且能够增强用户体验。这就要求产品在满足无线联网之外，必须拥有完整的电路系统，能够独立处理任务。

但是市场上的可穿戴设备却远没有达到这样的水平，比如各种各样的运动手环产品，只支持运动量、血压、心率监测等对技术水平要求不高的功能。手环产品在硬件设计上对工艺水平的要求比较高，包括材料、外形以及供电方式的设计等。更为复杂的是传感器设计和电池续航能力，这两大关键因素已经成为整个行业难以攻克的障碍。

传感器和电池续航能力主要依靠微机电系统来执行，而我国微机电系统主要依靠长三角的初创企业，技术水平远远不及欧美巨头，造成了国内市场整体技术层次居于较低水平的状况。除了技术水平较低，国内可穿戴设备市场还存在着价格混乱的问题。整个市场没有统一的定价标准，产品从几十块到一两千元什么价格都有，宣称有健康保健功能的产品还可以卖到更贵。

（2）娱乐性有余，技术是短板

尽管可穿戴医疗概念被一再热炒，但是现有的技术水平并不足以支撑一款优秀的可穿戴医疗产品。市面上的产品大都娱乐性有余，医疗水平不足。很多科技公司生产的手环功能越来越接近智能手机，而不是一款医疗产品。

可穿戴医疗设备必须要做到精准无误的检测，这就需要心率、体温、皮电反应等不同的医疗感应器来配合。在这方面，国内并没有针对性的监管机制。宽松的监管之下，互联网公司生产的可穿戴医疗产品大都采用运动传感器，测量的数据精准度远远不能够满足医学水平，因而无法应用于临床诊疗，只能作为娱乐性产品。而传统的医疗器械公司具有技术上的优势，这类公司生产的可穿戴设备能够达到医疗级别，可能成为这个市场的主体机构。

另外，可穿戴医疗设备必须具有实用的医疗功能，而科技公司生产的产品更倾向于科技元素的叠加，忽略了实用的医疗功能，这是可穿戴医疗产品面临的另一难题。造成这种情形的主要原因是研发团队缺少专业的医学背景，产品的开发全部依靠工程师思维。

在大的市场环境方面，我国并没有形成成熟的运作氛围，人们也没有养成科学的健康观念，这也是可穿戴医疗设备市场发展面临的巨大阻力。在这样的大环境下，人们购买这类产品更倾向于一时的尝鲜，很少会持续使用和再次购买。

◎ 可穿戴设备＋大数据医疗的移动医疗新模式

随着大数据技术的发展，大数据逐渐应用于越来越多的领域，在某些行业的应用已经非常深入。

在医疗行业，大数据已经开始应用于各个层面的服务，比如从临床累积的大量数据中，可以挖掘整理出宝贵的信息。有些信息可能透露了不同疗法的疗效，用于提高某种疾病的临床治疗水平；有些信息可能揭示了医疗机构的管理漏洞，帮助医疗机构完善管理机制。在整个行业内，每年由大数据应用产生的价值高达3000亿美元，同时还为医疗机构提升了0.7%的生产效率。总之，大数据技术正深入影响着传统医疗行业。

相比其他传统行业，医疗行业整体的信息化程度处于较高的水平，但是医疗行业的大数据应用仍不够深入，不同的医疗领域之间不支持数据共享，成为大数据应用的痛点。要将医疗行业的大数据应用继续推进，就必须打通数据孤岛之困。

◆ 大数据医疗：打通数据孤岛之困

近年来，大数据技术在医疗行业的应用发展很快，慢慢改变着整个行业。将大数据技术应用于健康监测以提高临床疗效已然成为医疗行业共识，刷新了传统的医疗科研方式。

位于美国旧金山的加州太平洋医疗中心是加州最大的非营利性学术医疗中心，该医疗中心的研究所在包括心脏病学、肿瘤学和神经病学在内的多种学科领域的研究中取得了大量的突破性研究成果。

Richard Shaw 博士领导的心脏病研究项目，是该研究所的重要研究项目之一。该项目通过大量的临床试验来测试常规心脏病治疗手段是否真实有效，是否能够改善心脏病患者的病情，提高他们的成活率。该项目研究内容极为丰富，包括大量复杂的、跨学科的项目，生成了海量的研究数据，甚至包括一部分医疗中心母公司的心脏病数据库，还使用到外科手术数据库，海量的数据处理成为该项目急需攻克的难题。

IBM 公司的数据处理工具 SPSS Statistics 拥有强大的数据管理功能，并且可操作性强，很快成为该研究项目的重要工具，用于该项目中海量数据的处理，包括对患者数据的跟踪和分析、冠心病术后并发症的风险预测、标准诊断测试的强化以及不同治疗方案疗效的测试。

SPSS 数据处理的结果帮助 Shaw 博士带领的研究团队取得了极大的研究进展，包括更准确的模型开发，用以提高长期治疗效果；为每个医疗团队创建各自独立的单一数据库；促进糖尿病、心脏病患者的术后恢复；预测多支冠心病并发风险；提高治疗效率以降低患者的治疗成本。

位于美国盐湖城的山间医疗保健公司也是一家非营利医疗组织，这家拥有 22 家医院的公司的综合医疗系统和数据处理能力非常强大。通过与德勤公司长达 5 年的合作，他们研发出了数据分析工具 OutcomesMiner，用于整个公司内海量电子病历信息的分析处理。山间医疗通过对处理结果的分析挖掘，开发出了更完善的标准化草案，惠及 360 万患者。

相比于欧美发达国家，我国的医疗市场更广阔而且复杂，如何打破各医疗领域的数据孤岛，从沉积的海量数据中挖掘出深藏的价值，用于完善医疗系统的管理和服务，是我国医疗行业正在努力研究的课题。

长期以来，我国医院体系受到国家体制的严格约束，数据共享实现起来难度较高。但是药企、医疗器械公司等医疗体系的其他机构的管制相对宽松。如果这些机构能够将各自的信息数据库连接起来，建立一个信息共享的数据平台，也能够为整个行业创造巨大的价值，病患群体也会从中受益。

比如高血压病人去体检中心做身体检查，体检完成之后，体检中心将相关数据与生产高血压药品的药厂共享。通过对不同时期的检查结果进行比对分析，药厂就能够确定该药品的药效，将分析结果用于产品的改进升级。通过与体检中心的数据共享，药厂还可以避开中间环节，直接将药品送到病人手中。

以上只是数据共享平台应用的冰山一角，如果医疗行业真的能够完成这样的工程，那么各个领域都将从中受益，医疗行业的整体服务必将上升一个台阶，病患群体也将成为其中最大的受益者。但是，现实中医疗行业受到各种制度和技术的限制，要搭建这样的平台，实现上述情景，还需要克服重重阻力。

◆ 可穿戴设备：探索大数据医疗之路

健康手环、智能手表等可穿戴设备通过内置的软件系统以及数据交互、云技术的应用来实现强大的功能，为大数据医疗开拓了全新的视角。

美国远程心电监护服务商 CardioNet 是移动医疗设备行业的代表，这家公司研发出了一种能够监测心电图数据的可穿戴设备 MCOT，监测到的数据自动发送到后台系统，被处理成诊断报告发送给用户。用户在佩戴这种设备期间，一旦出现危及生命的异常心率，系统就会自动向医生发出警报。

CardioNet 的检测率是常规方法的 3 倍，检测效果得到了医学界的承认，而且它的紧急提醒功能对心脏病人非常重要。因为心脏病发病急，抢救不及时很容易危及生命。除此之外，它在辅助医疗诊断方面也有很好的效果。

在盈利模式上，CardioNet 主要将产品卖给医疗机构和保险公司盈利，由这些机构提供给个人用户使用。凭借创新型的产品、服务以及经营模式，CardioNet 公司赢得了迅速的发展，可谓是移动医疗设备行业的先驱。

在国内市场，结合大数据应用的可穿戴设备市场也吸引了大批企业的关注。无论是互联网公司巨头还是新创业的公司，都悄然加快了新品推出的速度。

2013 年刚刚创立的时云医疗是一家医疗健康领域的可穿戴设备服务商，它的主要产品是云悦智能体质分析仪、云动智能健康检测腕表和云律智能血压节律仪三种移动健康设备。这些设备能够对用户的血压、血糖、体温、心率等体征数据进行连续的监测，根据监测数据分析其波动规律，进而分析用户自身的健康变化规律，同时通过公司的康诺云服务，对用户未来患各种慢性疾病的风险做出预判。

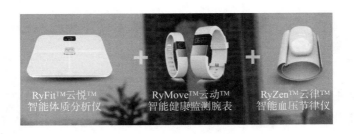

图7-3 时云医疗的三款移动健康设备

一旦监测的体征数据出现异常波动，系统就会自动向用户发出预警信号，并根据用户的自身情况提出合理的健康建议，包括调整运动、饮食、情绪管理、睡眠规律等，在疾病发病之前进行干预治疗，也就是中医讲的"治未病"。对于已经患有的疾病，该系统也能帮助用户控制病情的发展。康诺云为用户提供的所有健康建议的理论基础，都来源于严肃的医学专业学科——时间生物学。

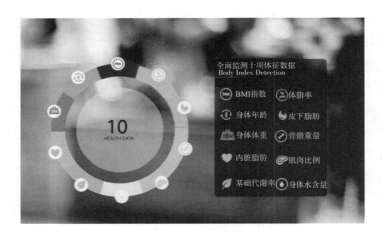

图7-4 云悦体质分析仪的功能

在时间生物学的学术体系里，人类的生理活动具有固定的周期性规律，随着时间的变化而变化。在白天、黑夜以及不同的季节，人类的生理表现都不同。掌握了生理活动随时间变化的规律，就能够参考不同的周期对个人的健康状况进行判断。时云健康旗下的智能监测工具，就是基于这个理论而研发的。然而单纯的数据监测还远远不够，这套理论的核心部分在于对监测数据的比较和分析，从中判断出用户的健康状况。

为了得到更多的数据资源，时云医疗争取到了具有"时间生物学之父"之称的哈尔伯格教授的授权，得到了哈尔伯格教授领导的明尼苏达大学时间生物学中心的所有数据和体征分析模型，包括半个世纪以来中心采集的海量人群体征数据。

这些数据模型成为康诺云服务的模型基础，通过可穿戴设备监测到的个人数据以这些模型作为比对对象，进行横向、纵向的比对工作。所有的分析最终汇总成用户健康风险指数，系统将这个指数发送到移动端应用，用户每次登录都会看到。这些结果并不是一成不变的，一旦监测到的数据显示异常，系统就会自动加大监测密度；如果监测到的数据一直很稳定，系统就会拉长监测间隔。

在盈利模式上，移动监测设备的销售只是时云医疗服务的开端，时云医疗更看重为用户提供的后续医疗服务，通过监测到的用户健康数据变化不断挖掘用户的健康服务需求。

通过硬件产品监测用户健康数据，监测到的数据传输到云端系统，系统对这些数据进行计算分析，处理的结果反馈回硬件产品，这就形成了一个完整的服务平台。平台的价值随数据源的增长而增长，因此，时云医疗的发展重点在于吸引用户持续使用这项服务，从而持续提供数据，持续为服务续费。

除此之外，时云医疗积累的海量数据还隐含着无限的可能，比如帮助医疗机构、药厂检测治疗方案、药品的疗效，寻找目标用户等。

◎ 可穿戴远程医疗模式：开启远程医疗新纪元

多数人认为，2014 年是"远程医疗"崭新的里程碑。其实，"远程医疗服务"的概念一直是人们热议的话题。然而，随着可穿戴医疗设备技术的不断发展，病患与医生视频联系这个新的领域被很多研发团队所重视。可以预见的是，今后"远程医疗"将一直会是被人们热议的研究领域。

2014 年 7 月，Dignity Health 医疗机构推出一项全新的医疗技术——远程医疗机器人会诊；同年 10 月，谷歌推出又一项医疗服务技术，即医患视频会话服务。随后，各大药店商和厂商纷纷推出自己的产品，如 Walgreens 药店连锁销售机构、CVS 以及沃尔玛推出"远程医疗服务技术"。

这些迹象表明：2015 年将是远程医疗全新的一年。现在，很多与医疗相关的学术研讨会都在积极讨论"远程医疗"这一热门话题。

经过 BBC Research 和韬睿惠悦多年的市场调查显示：在未来的几年内，远程医疗市场总规模可达到 270 亿美元，其中虚拟医疗服务就可以占到 160 亿美元。又根据 IDC 显示：在未来的五年，65% 的患者寻求医疗服务时会通过移动端这一平台来实现，而 70% 的患者选择远程医疗服务时会用 App 来进行。

由此可见，可穿戴设备、健康远程监控都是实现"远程医疗"必不可少的媒介。其实，在 2014 年，风投公司 Google Ventures 看到了这一市场前景，给医疗保健和生命科学类公司投入了大量的资金。

◆ 可穿戴医疗助力远程医疗

什么是远程医疗呢？百度上显示定义为：远程医疗是将视频、声音以及设备监测到的人体生理信号通过网络传输到另一个地方（医生所在位置），让医生可以对患者进行远距离的诊断。

实际上，在可穿戴医疗助力远程医疗没有出现前，与医疗有关的检测仪器都是看起来又大又笨重的，加上当时的技术水平有限，远程医疗并没有给患者带来很好的医疗服务。

传统的远程医疗服务给患者带来诸多不便，因为它是仍需要固定在某个具体物理位置的远程医疗体系。在某种程度上，传统的远程医疗服务可以解决医疗资源分布不均衡的问题，但是仍不能满足患者随时随地会诊的需求。

近年来，随着科学技术的发展，各种生物感应器不断地被研发出来，其体积也越来越小、越来越灵活。有些感应器甚至可以像手链一样戴在人的手上，于是就形成了可穿戴医疗设备。

可以想象一下：某家公司能研发出这样一台机器，这台机器带有摄像头、麦克风等，能随时随地监测人体各种生理指标。随后，这家公司再联合专业的医疗机构，不仅可以为患者提供诸如定时体检、疾病远程诊断等服务，还能整合市场资源来扩大市场占有率。这又将是一个"苹果帝国"的诞生。

我们希望这样的想象能尽快实现。因为，一方面这样的研发技术确实给人们带来很多的便利；另一方面可以减少患者上门求医的烦恼，还能提高医生的工作效率。

根据某权威机构的市场分析显示：90％的医生是可以为患者提供远程医疗服务的，70％的患者的电子病历是可以通过网络获取的。此外，远程医疗能带来意外的商机，提供更多的就业岗位。其实，不论远程医

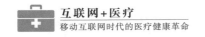
疗的技术是如何向前发展的，最大的受益者仍是患者。

◆ 橙信云医疗：打造国内首个可穿戴远程医疗模式

2014 年 3 月，橙意家人科技（天津）有限公司推出医疗级健康可穿戴产品之后，又在 6 月 28 日与国内某三甲医院联合推出社区医院，正式成立睡眠呼吸暂停综合征诊疗中心。这就意味着，橙信云医疗是我国首家正式启动可穿戴远程医疗模式的机构，也是国内首家提出"布局健康社区"理念的机构。

（1）让社区居民实现"智慧"问诊

在医学界，睡眠呼吸暂停综合征俗称打鼾。这种症状在人群中是普遍存在的，却并不被人们重视。打鼾可以使在睡眠中的人出现间歇性呼吸暂停，造成大脑严重供氧不足，进而诱发各种心脑血管方面的疾病。如果在睡眠中的人呼吸暂停在 120 秒以上易出现猝死的情况。

橙信云医疗机构的市场调查显示：到目前为止，我国存在打鼾症状的人有 2 亿多，80% 以上的人基本上不重视睡眠呼吸暂停综合征。

在很多大中型城市看病，患者去医院测血氧，既要提前很多天预约挂号，又要排很长时间取号，给患者带来很多的不便利。

鉴于此，2014 年 3 月，橙信云医疗推出"橙意"动态血氧仪。"橙意"动态血氧仪是一款全新的医疗级可穿戴设备产品。此产品主要对人的睡眠进行监测，可全天监测人的血氧饱和度，并将监测到的相关数据随时上传到云端，可以很好地检测出人是否患上睡眠呼吸暂停综合征。此外，已经患有此病的人也可以随时了解自己的数据，及时咨询医生得到健康建议。橙信云医疗的这种模式实现了社区居民的"智慧"问诊。

（2）远程医疗服务模式的实现

医学界人士认为：传统医院专门成立初筛中心，并结合可穿戴医疗设备进行诊断是一种非常好的模式。一方面，患者根据可穿戴设备测量的相关数据去社区医院"问诊"；另一方面，可穿戴设备的用户还是一个数据终端者，为医院提供固定的数据，方便医院进行大数据分析。

现在，远程医疗服务模式被很多医疗机构或公司关注。例如，万通地产在天津已开启健康社区服务项目，使用"橙意"动态血氧仪让患者体验远程医疗的服务模式。又如，橙信云医疗机构在 2014 年正式发售第二代多参数脉搏血氧仪。此仪器又增加了计步、血压、心电等功能，可以为用户提供更多的便利。可预见的是，远程医疗服务离我们的生活会越来越近。

（3）医疗级可穿戴设备"最靠谱"

在目前的市场上，可穿戴设备种类繁多，如手臂、手环、指环、腕带、项圈等产品设备。虽然这些可穿戴设备产品种类繁多，但是这些可穿戴设备的技术核心是监测用户的健康指标，仅是健康管家的角色。可见，这些产品与智能医疗的水平仍有很大的距离。因此，未来可穿戴设备是向解决刚需的专业级可穿戴医疗设备方向发展的。

如何能给患者提前预警？如何给患者正确的医疗方案？这些问题只有医疗级可穿戴设备才能解决。事实上，可穿戴设备只有升级到专业级可穿戴医疗设备，如橙信云医疗推出的产品，才能与传统医院形成竞争，逐渐形成一定规模的市场。

◆ 远程医疗"落地"的 3 个条件

远程医疗看似如此美好，那么 2015 年真的能"落地"吗？答案是不一定的，因为它需要具备一定的条件。

（1）远程诊断与实地治疗有效结合

现在，有些医院提供了患者与医生的视频沟通，但是这并不能完全医治好患者，还需要远程诊断服务与实地治疗服务的有效结合。因为即使实现了患者与医生的视频交流，患者最需要的仍是如何有效地治病。例如，制造商 Tyto 推出的手持医疗检测设备。这种设备既能帮助患者检查五官、五脏六腑以及皮肤的健康状况，又能测量体温。

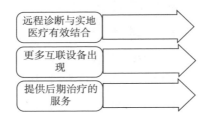

图 7-5　远程医疗"落地"的 3 个条件

制造商 Tyto 推出的产品能让医生在线指导患者，即便医生离线患者也能接受服务。此产品能让医生收集患者的信息，并能提供诊断结果。一旦这种产品得到普及，不仅能帮助患者获得良好的诊断，还能促进远程医疗的发展与落地。

（2）更多互联设备出现

目前，医疗行业出现了很多互联设备，如智能手环 Fitbit、苹果健康应用以及其他的健身追踪系统等。这些互联设备不仅能收集患者的各种健康数据，还能通过数据评估为患者找到更好的治疗方法。

例如，AmericanWell 公司推出的视频 App 产品，能在视频会诊中收集患者的数据（如心率、血压、血糖等数据）。可见，研发公司不能只依靠任何一项技术或者一个系统，还应该关注一个数据模型。数据模型不仅能收集所有可穿戴设备或互联设备的患者信息，还能根据信息自动进行评估。这样才能为患者提供个性化的远程医疗服务，提高治疗的效果。

（3）提供后期治疗的服务

目前，各大机构所研发的医疗设备主要用来预防疾病，不重视对患者治疗效果的追踪。其实，任何治疗服务都离不开追踪病患的治疗情况，这样才能了解治疗效果，收集到更有效的数据。市场上，某医疗机构研发的 iOS 应用 First Opinion，就是一种患者与医生即时联系的设备，既能让医生快速回应患者的问题，又能让医生追踪到患者的治疗效果。虽然有些机构已经开始重视患者后期治疗的情况，但是这方面技术水平仍有待提升。

未来，远程医疗如果真的能"落地"，除了满足上述 3 个条件外，还需要数据资源的整合与共享。

◎ 三星、谷歌、苹果的可穿戴医疗之战

实现数字医疗，不仅需要医疗、通信和现代技术这三个必备的学科知识，还需要懂得营销、市场、数据分析等方面的知识。因为只有懂得受众的需求和行为，研发出的产品才能符合受众的需求。否则，所研发出来的产品就会成为一个没有任何价值的产品。

移动医疗是数字医疗不可或缺的部分。从患者那里收集到的数据可以成为分析患者病情的重要依据，但是，涉及外科手术、患者的日常例行，用数据来分析还是较为费力的。这也是移动医疗比电子商务、互联网金融等领域发展慢的原因。

但是，这样的情况终于要结束了！从 2014 年开始，移动医疗蓬勃兴起，成为大众关注的热点。那么，移动医疗是如何发展的？可穿戴设备又如何应用在移动医疗领域的？未来移动医疗的发展趋势如何？

◆ 可穿戴设备三部曲

"大数据"应用技术不断发展，给新技术领域带来颠覆性创新，并深深地影响着用户的行为方式。各大公司或医疗机构为了抢占市场先

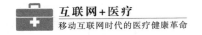

机，获取最多的市场利润，不断推出全新的产品。

可以这样说，在 2014 年之前，人们对数字医疗、数据搜集和量化自我之间的联系还是模糊不清的。随着市场不断地前进，这三者之间的关系越来越清晰。但是，这些落实到具体的技术，人们又该怎么做呢？各家又如何在激烈的市场竞争中独占鳌头呢？如果想在可穿戴设备市场中成为"独家"，必须解决 4 个基本问题：

★ 如何对标准化数据进行收集与分析？

★ 如何让平台、设备和应用之间产生互通性？

★ 如何让用户对产品有高品质的体验感？

★ 如何解决隐私与安全的问题？

在市场上，尽管可穿戴设备产品种类繁多，三星、谷歌和苹果对这 4 个问题解决得较好，因此它们成为市场的主导者。

◆ 三星：早期尝试者和开发者

韩国三星是首家将大屏幕智能手机推上市场的公司。不久之后，三星集团就宣布将数字医疗作为公司战略发展方向之一。他们希望将研发者、销售者、消费者三者之间简化、统一化、扁平化。为此，他们主要做了如下的事情。

（1）搭建一个集成数据中心

数以亿计的使用三星电子设备的消费者，又可以成为三星收集医疗数据的终端者。那么，这些医疗数据如何被分析，如何被应用？为此，三星搭建了一个安全、开放和多元化的数据平台，即三星多模式交互架构（SAMI）。这个平台可以随时搜集使用三星产品或互联网智能设备的数据，然后将有用的数据"规格化"，为应用开发者提供准确的数据支持和市场判断。

优点：收集和整合每个使用者的数据，将数据"规格化"，然后对数据进行分析与应用。

问题：三星如何处理收集来的数据？如何保护患者的隐私？健康保险流通与责任法案（HIPAA）的顾虑如何解决？这些都是不能忽视的问题。

（2）研发全新的开源系统

现在多数的移动医疗设备都能够检测血压、监测心率以及卡路里的消耗。不同的用户有不同的功能需求，研发者怎么才能追踪到准确的数据呢？为此，三星搭建了一个可穿戴健康设备数据分析系统（SIMBAND 的全新模块化），希望整合三星用户信息与 SAMI（三星多模互动基础设施）的数据，从而收集到专业的用户体验感，进一步优化数据信息。

优点：SIMBAND 的应用能很好地兼容三星的可穿戴设备、SAMI 后端数据平台。

问题：此系统的灵活性如何？能否满足数以亿计的用户需求？

（3）高调的投资与合作

为了更快更好地推动云计算和移动医疗的创新，三星高调地宣布与加州大学合作：在旧金山建立"数字医疗创新实验室"，并成立专门的 1 亿美元的催化基金。

优点：能积极地推动云计算和移动医疗的技术发展。

问题：此方法能否真的带来技术上的革命？

总体来讲，三星的战略方向是数据平台、开发系统以及合作。其实，三星设定战略方向的前提是消费者需求分析，否则任何举措都没有意义。三星智能手表有三个系列，分别是 Neo、Fit、Live，其颜色是狂野橙、酒红和摩卡灰。消费者对这三款智能手表都有非常不错的评价。在这三款手表中，Gear Fit 是最受欢迎的产品，因其表内设有计步器、心率监测并能连接智能手机的应用"S Health"。

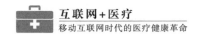

◆ 谷歌：Google Fit，新的尝试

虽然谷歌关闭了 Google Health 服务，但是随着安卓系统的普及，谷歌又在医疗健康领域开始新的尝试。谷歌研发了第三方应用程序和数据平台中心，用生物识别技术从数以万计的用户中收集有效数据。可见，谷歌关闭 Google Health 仅是技术研发路上的一次自我思考。

2014 年，谷歌推出 Google Fit 健康管理平台。这是一款健康数据追踪与应用的平台。该平台与苹果 HealthFit 十分相似，希望用户运用软件开发工具包创建个人的健康视图，并为用户收集自己的活动数据。这样可以帮助用户建立个人活动档案，为用户提供更加合理化的健身建议等。

此外，谷歌与阿迪达斯、Withings 和英特尔等多家公司合作。通过与不同公司的合作，谷歌旨在建立自己的医疗健康体验数据平台。

◆ 苹果：HealthKit 重磅来袭

近年来，苹果对数字医疗领域十分重视，深知移动医疗的发展绕不开医疗保健制度的建议。因此，苹果积极推进与知名医疗机构的合作。例如，苹果与美国梅奥医学中心进行 HealthKit 项目合作，收集电子健康档案的同时还整理出有价值的治疗数据。苹果高管告诉开发者，所需要的数据还可以通过 iPhone 或 iPad 平台进行收集，如血压和消耗热量等。

HealthKit 项目在刚开始合作时出现了些小故障，但是经过一系列的努力，HealthKit 项目中的"量化自我"概念被顺利推广，加上与美国梅奥医学中心的合作，HealthKit 已经深入人心。

这些年，笔者对苹果的产品研究发现：苹果的第一战略基础是平台，然后才是系统开发、合作。Apple Watch 与三星、谷歌推出的产品大致相同。不同的是，苹果还是保持了自己的"苹果 Style"，运用了苹果独有的基础设施——iTunes 分发引擎，更加注重用户健康的 iOS 8 移动操作系统上的无缝集成设备。

◆ 未来可穿戴设备的发展

未来，随着监管系统的升级、制药公司和设备营销商的纷纷进入，可穿戴领域的竞争会越来越激烈。很多企业已经开始走个性化的"医疗之路"。

人们仍不能忽视的一个现状是：虽然医疗健康领域让越来越多的公司积极加入，但是有些疑惑暂时无法得到解决。如：患者的医疗数据如何能被确切的存储？谁能拥有这些数据的使用权？这些有价值的数据如何被共享？在这个新的医疗领域存在很多的不可预知。

目前，多数的研发公司所做的工作都是围绕"熟悉这个生态系统"展开的。了解研发的平台、开发工具以及相关的合作关系是这些研发者现在正在做的。像人们所熟知的 SAMI/Simband、Google Fit 和 HeathKit 等平台也离不开这些方面。

可以预见的是，"量化自我"这一概念仍有很大的研发空间。例如，苹果、谷歌、三星等主要科技公司已经意识到了"量化自我"这一巨大的市场消费潜力。他们积极地研发软件开发工具包、创建数据平台、参与数字医疗合作。其实，不论数字医疗技术如何向前发展，可穿戴设备发展的终极方向仍是改善病人的健康和提高护理人员的护理质量。